MES ORDONNANCES ALIMENTAIRES

Paru dans Le Livre de Poche :

LES 100 MEILLEURS ALIMENTS POUR VOTRE SANTÉ ET LA PLANÈTE

TOUT SAVOIR SUR LES ALIMENTS

Dr LAURENT CHEVALLIER

Mes ordonnances alimentaires

LES LIENS QUI LIBÈRENT

ISBN : 978-2-253-13166-3 - 1re publication LGF

Préface

À travers ce livre consacré à l'alimentation source d'une meilleure santé, le Dr Laurent Chevallier a l'immense mérite de mettre au premier plan l'un des principaux facteurs d'inflation des dépenses de santé : l'alimentation malsaine.

En effet, malgré les multiples efforts entrepris pour maîtriser l'évolution des dépenses d'assurance maladie, il faut bien se rendre à l'évidence : rien d'efficace et de durable ne sera réalisé sans une action ciblée sur les déterminants de la santé.

Après de trop nombreuses années de dénégation, il est de plus en plus communément admis qu'une mauvaise alimentation favorise l'émergence ou le développement de plusieurs maladies : cancer, hypertension artérielle, diabète, affections cardio-vasculaires voire maladies neurodégénératives.

Et la progression de ces maladies est forte et inquiétante.

Vingt-huit millions de Français sont atteints de maladies chroniques (soit près de 45 % !) et 9 millions d'entre elles sont reconnues par l'assurance maladie en « affections de longue durée ».

Le poids de ces dernières représente près des 2/3 du total des remboursements et correspond au 9/10e de l'évolution des dépenses de soins de ville.

Il est grand temps d'aider les assurés à gérer leur capital santé aussi bien pour prévenir la maladie que pour mieux la traiter ou la supporter.

Soigner les patients sans les inciter à modifier leurs habitudes de vie et les aider dans la mise en œuvre de ce changement apparaît de plus en plus comme irresponsable.

Pour sa part, la caisse primaire de la Sarthe a développé depuis une dizaine d'années le concept « Santé Active » (voir le site masanteactive.com) qui a pour unique objet d'aider les assurés sociaux à être acteurs de leur santé, notamment par le biais d'ateliers d'accompagnement. Des expériences de ce type pourraient s'étendre aux différentes caisses.

C'est à la fois vers une nouvelle médecine et une nouvelle « assurance maladie » qu'il faut désormais s'orienter pour continuer à préserver avec le plus d'efficience possible notre bien le plus cher : la santé.

Merci à l'auteur de ce livre d'y apporter une belle contribution et d'œuvrer pour la mise en place d'une véritable « assurance santé ».

Le 15 janvier 2010

Patrick NEGARET
Directeur
Caisse primaire d'assurance
maladie de la Sarthe

Introduction

Les liens entre une alimentation inadaptée et les maladies sont établis de façon de plus en plus claire et ne concernent pas que les affections comme le diabète, l'hypertension artérielle ou le surpoids.

Un grand nombre de troubles ou de maladies tels que certains maux de ventre, l'eczéma ou encore l'arthrose sont soulagés, voire guéris grâce à une alimentation appropriée. La qualité de celle-ci constitue, au quotidien, un enjeu primordial.

Parallèlement, un certain type d'alimentation industrielle a bouleversé la donne nutritionnelle, avec notamment la possibilité d'adjoindre plus de 300 additifs, des colorants, des conservateurs, des émulsifiants, des exhausteurs de goût ainsi que des arômes de synthèse. Il faut aussi être attentif à la présence potentielle de résidus de substances utilisées dans l'agriculture comme les insecticides et les pesticides.

Exposé à tous ces nouveaux facteurs, l'organisme peut réagir anormalement. Certains produits peuvent favoriser l'apparition de différents troubles.

L'aliment doit, dans sa fonction originelle, apporter

de l'énergie – le carburant de l'organisme – et les protéines nécessaires à la constitution des cellules, mais de manière équilibrée, et en harmonie avec le goût. Comment, dans ces conditions, corriger les dérives actuelles ?

Ce livre propose des solutions immédiates pour réduire l'impact de dizaines d'affections et limiter les risques de survenue de maladies comme les accidents vasculaires cérébraux et cardiaques, les cancers... sans oublier ces maladies d'apparition récente que sont la fatigue chronique et l'hypersensibilité à certains produits chimiques.

Les règles proposées dans cet ouvrage sont issues d'une pratique nutritionnelle exercée chaque jour en clinique ou à l'hôpital, basée sur l'analyse de très nombreuses études scientifiques.

Dr Laurent Chevallier

1
Résistance à la perte de poids, la solution : l'alimentation fractionnée individualisée (Afi)

▪ *Les différents types de faim*

Du besoin biologique à la pulsion

Cette partie est destinée à tous ceux qui ont du mal à contrôler leurs apports alimentaires et, par conséquent, leur poids. Les régimes de privation et ceux trop restreints en calories ont tous montré leurs limites, mais comment répondre à cette question : « Pourquoi je ne maigris pas alors que je fais attention à ce que je mange ? » La raison est simple tandis que le problème est complexe : une envie assez impérieuse de manger, généralement en excès, et qui échappe à la volonté, du moins en partie. Or il ne s'agit pas d'une nécessité physiologique car les besoins nutritionnels sont généralement couverts et les réserves énergétiques suffisantes, mais plutôt de désirs difficilement maîtrisables et parfois même de pulsions alimentaires.

Elles sont ardues à contrôler et d'intensités variables en fonction des personnes mais aussi des périodes de l'année ou de la vie. Tous les discours incitant à contrôler par la volonté les apports en calories sont généralement inefficaces car la réalité biologique, physiologique, psychologique s'y oppose. Bien sûr, tout le monde souhaite pouvoir agir sur le contrôle de ses apports alimentaires en ayant une alimentation la plus équilibrée possible sans culpabiliser après avoir – trop – mangé.

La première des attitudes contribuant à améliorer votre approche alimentaire consiste à autoanalyser votre type de faim. D'ailleurs il est très curieux de noter que c'est le seul trouble qui ne soit pas abordé par le corps médical sous l'angle de l'analyse des symptômes, en l'occurrence la faim. Si vous avez une douleur, quelle que soit sa localisation, au genou par exemple, s'en suit un premier diagnostic selon le type de douleur et une prise en charge adaptée quant aux examens et aux traitements. Ici, rien de tel. D'après notre expérience en tant que médecin hospitalier et en clinique, plusieurs profils de faim – bien que schématisés – peuvent être définis :

La faim physiologique

Caractéristiques : la faim arrive progressivement, après les repas précédents et à peu près à heures fixes. Pendant une période suffisamment longue, une sensation de satiété est éprouvée (voir p. 15-16).

Les faims avec pulsions alimentaires

Caractéristiques : la faim survient assez soudainement, accompagnée d'un besoin de se remplir, sous l'effet de pulsions; s'en suit le plus souvent un sentiment plus ou moins intense de culpabilité. Plusieurs types de faim existent:

- *La faim psychologique, dite de réconfort*

  Causes: stress, contrariétés, insatisfaction professionnelle, personnelle... Cette situation de faim psychologique peut s'expliquer par une recherche de réconfort au moyen de l'alimentation (voir p. 16-17).

- *La faim à tendance compulsive*

  Causes: plus on mange en excès, plus les commandes contrôlant le comportement alimentaire se dérèglent parallèlement à la prise de poids et surtout à l'augmentation de la graisse au niveau du ventre (mesurée par le périmètre abdominal). Cette dérégulation entraîne un conditionnement pour manger en excès, sous l'effet de pulsions, parfois de compulsions, qu'il y ait ou non à l'origine une composante psychologique (voir p. 17-21).

La faim destructurée

Causes: la désorganisation du couple faim/satiété due au mode de vie, à une nourriture inadaptée (type *junk food* par exemple), au travail en horaires décalés (voir p. 21-22).

> **La faim physiologique.** Le poids normal se situe dans une fourchette de l'indice de masse corporelle (IMC = poids en kg divisé par taille en mètre au carré [kg/m^2]) de 18 à 25; c'est un peu complexe présenté comme cela, mais tous les médecins disposent de réglettes pour vous informer. L'avantage de l'IMC est qu'il tient compte de la corpulence de chaque personne, pas uniquement du

poids. En cas d'excès de corpulence, et donc de surpoids, plusieurs situations se présentent schématiquement :

- Des excès d'apports en un type particulier d'aliments ou de groupes d'aliments.

Ces erreurs d'apports sont variables d'une personne à l'autre : par exemple, on note un excès de consommation de fromage, de pain, ou de biscuits... Faites une autoévaluation en remplissant le tableau (voir p. 23) ; il s'agit d'un repère, non d'une norme, la « normalité » étant différente d'une personne à l'autre en fonction de sa taille, des habitudes régionales, et surtout de sa capacité à brûler les calories plus ou moins efficacement selon sa génétique, et bien sûr selon son degré d'activité physique.

Le simple fait de corriger quelques erreurs suffit généralement à rééquilibrer la balance ; associée à une augmentation mesurée de l'activité physique (voir p. 63), la situation est parfaitement gérable grâce à une alimentation saine, la moins industrielle possible, cette dernière étant le plus souvent trop grasse, sucrée et saturée d'additifs. En cas d'échec, il faut adopter une autre stratégie et se reporter au chapitre 4.

- Des portions trop importantes au cours des repas.

Les portions peuvent tout simplement ne pas être en adéquation avec vos besoins. Dans ce cas, il faut les réduire, ce qui n'est pas toujours évident sans cela vous l'auriez déjà fait. Reportez-vous aux conseils donnés ci-dessous (voir p. 32).

La faim psychologique dite de réconfort. C'est une situation dans laquelle on constate une attirance vers des produits peu recommandables comme les biscuits, les barres chocolatées, les viennoiseries diverses... parfois les boissons sucrées ou édulcorées (voir p. 45), les glaces, etc., ce qui induit fatalement une prise de poids avec risque, dans un deuxième temps, de basculer vers le type de faim à tendance compulsive (voir *infra*). Cette alimentation de réconfort, qui diminue les tensions dues au stress, peut exister *a minima* sans que cela ait de conséquences, mais il ne faut pas qu'elle devienne une solution à la gestion du stress. L'alimentation ne doit pas se transformer, selon la belle expression du psychiatre Bernard Waysfeld, en un « pansement pour la psyché », c'est-à-dire que l'aliment ne doit pas être utilisé pour calmer les angoisses ou comme antidépresseur. Il existe aussi, à l'inverse, certaines personnes stressées qui mangent de moins en moins : elles se consument de l'intérieur. Dans tous les cas, cela engendre des déséquilibres nutritionnels, des fatigues et majore les déprimes. Une alimentation adaptée (voir p. 40) aide à rétablir la situation, si elle est associée à l'acquisition d'une distance psychologique par rapport aux différents événements de la vie, car les émotions influent sur les prises alimentaires.

La faim à tendance compulsive. Elle est l'une des plus difficiles à contrôler, mais cela est néanmoins possible, rassurez-vous. En cas de surpoids et d'échec du contrôle spontané des prises alimentaires, on constate un dérèglement du système métabolique associé ou non à une composante psychologique. Celle-ci est souvent présente mais d'importance variable. On observe à des degrés divers une perte de l'estime de soi liée à l'aspect physique, conséquence de l'augmentation du volume corporel excessif par rapport à une norme idéologique (culte de la minceur). Il est alors difficile, voire impossible, de se contrôler d'où un excès de prises alimentaires, et l'entretien de sentiments de culpabilité, de honte, voire d'angoisses.

Que se passe-t-il ? L'excès de poids induit une augmentation de ce que l'on appelle le métabolisme de base[1] par accroissement de la corpulence. Le métabolisme de base, c'est l'énergie – présente dans l'alimentation – nécessaire au fonctionnement des différents éléments du corps (cœur, respiration...) ; or plus il y a de tissu, même de tissu adipeux, plus il y a besoin d'énergie, d'où une recherche supplémentaire avec, comme conséquence, une augmentation de l'inflation de la graisse, notamment au niveau du ventre (graisse abdominale) qui favorise à son tour une dérégulation franche des prises alimentaires ; ce phénomène échappe à la volonté. La faim a tendance à devenir compulsive, alors que parallèlement il est difficile d'obtenir une impression de rassasiement satisfaisante et une sensation de satiété prolongée. Le système régulateur des prises alimentaires ne fonctionne plus correctement : il s'emballe avec une composante dite « endocannabinoïde[2] » qui devient hypersensible à des modifications de sécrétion d'autres molécules contrôlant les prises alimentaires. Le système est complexe et toute dérégulation entraîne une cascade d'événements qui entretient et parfois majore la prise de poids (voir centre de la faim p. 24). Des solutions existent pour désactiver progressivement ce conditionnement consistant à trop manger. On peut y arriver simplement par une meilleure répartition des aliments et un choix de ceux-ci plus pertinent. Des conseils précis vont vous aider quant à l'organisation alimentaire de votre journée ; vous les trouverez dans le cadre d'une alimentation fractionnée individualisée (Afi), l'une des rares méthodes qui, à ce jour, a fait, d'après notre expérience, ses preuves.

Il faut évidemment tout faire pour éviter d'arriver au stade de désorganisation des commandes du contrôle de la faim et du rassasiement mais elle survient de

façon pernicieuse. L'alimentation de type occidental, c'est-à-dire industrielle, fait facilement prendre du poids, surtout si elle est associée à une activité physique insuffisante. Le cercle vicieux est le suivant : vous commencez à grossir à cause d'une alimentation et de boissons inadaptées, à prendre du ventre et, à partir d'un certain seuil – variable d'une personne à l'autre –, tout se dérègle. Cette notion de seuil est fondamentale car c'est le moment à partir duquel le système s'emballe (hyperactivité du système dit endocannabinoïde). Vous perdez alors le « contrôle cognitif » de vos actes, c'est-à-dire de la volonté, avec une impossibilité à gérer correctement les apports alimentaires le rassasiement et la satiété étant peu perceptibles.
Les premiers grands coupables sont une certaine forme d'alimentation industrielle associée à l'excès de chimie dans l'assiette, et l'environnement qui participe très fortement au dérèglement initial des prises alimentaires (molécules chimiques qui entraînent des perturbations du fonctionnement des glandes endocrines). Dans les sociétés traditionnelles, rien de tel ; mais, dans les pays émergents, l'importation de ce mode d'alimentation induit aussi le développement du surpoids qui peut être associé à différentes formes de malnutritions, à savoir d'apports insuffisants en telles ou telles vitamines ou éléments minéraux.
La partie se joue aussi pendant l'enfance, et même au moment de la grossesse (voir p. 238). L'alimentation de la femme enceinte est particulièrement importante. Les cellules en formation de l'embryon sont très vulnérables aux divers composés chimiques, certains d'entre eux entraînant des perturbations du métabolisme (perturbateurs endocriniens). Le type de matières grasses consommées pendant la grossesse a aussi son importance (voir

p. 59) ainsi que l'excès de sucre présent dans le sang maternel ; tous ces produits et substances influent sur le devenir des cellules de l'embryon et les conséquences apparaissent dans l'enfance et à l'âge adulte.

À un stade supérieur, lorsque les commandes du cerveau se modifient avec défaut ou inefficacité de sécrétion des peptides qui réduisent les prises alimentaires et, à l'inverse, sursécrétion de neuromédiateurs dits orexigènes, la faim à tendance compulsive, la plus pulsionnelle, entraîne l'obésité. Dans ce cas, la désorganisation des commandes cérébrales agissant sur le comportement alimentaire, la pulsion de manger, échappe en grande partie au contrôle de la volonté. La gravité de la situation atteint son apogée dans le fait de manger la nuit. Ce que les Américains appellent le *night eating syndrome* est toujours préoccupant ; il est dissimulé, plutôt féminin, et de fortes quantités d'aliments peuvent être englouties, ce qui majore encore plus les dérégulations comportementales. Cela s'apparente alors presque à un comportement de toxicomanie, sans drogue. L'alimentation fractionnée, telle qu'elle est proposée plus loin, favorise le déconditionnement de ce type de comportement car tout le problème est là : le conditionnement induit au profit d'une alimentation excessive est associé à des influences externes (publicité...) fortement incitatives à la consommation d'aliments fort énergétiques ; nous y reviendrons. L'usage adapté des huiles essentielles peut favoriser un contrôle des épisodes compulsifs (voir p. 68).

Ce type de comportement peut survenir à n'importe quel âge. Il existe un profil de personnes à l'alimentation peu diversifiée, monotone et qui mâchent insuffisamment.

Dans les situations de boulimies authentiques, médicalement identifiées, associées ou non à des périodes d'anorexie, la prise en charge médicale est complexe, personnalisée, et sort du cadre de ce livre.

La faim destructurée. Elle est liée à une désorganisation dans la façon de s'alimenter. On note chez de nombreuses personnes, surtout dans la tranche d'âge 18-35 ans, une attirance pour une alimentation facile à consommer : plats préparés, pizzas, biscuits, glaces... une alimentation que les auteurs scientifiques qualifient de type « cafétéria », voire *junk food*, avec notamment la consommation régulière de sodas et de divers jus, pris à des horaires anarchiques. L'organisme ne sait plus régler sa faim et s'installe une confusion permanente entre le boire et le manger, cause d'une situation souvent aggravée par la prise de chewing-gum. Du coup, la personne mange de façon destructurée, sans horaires fixes. Dans ce cas ils se définissent volontiers comme des mangeurs pressés et nombreux sont ceux d'entre eux qui se contentent de nourriture industrielle, généralement de qualité médiocre au plan nutritionnel. C'est la source de déséquilibres alimentaires et de carences d'apport en vitamines et éléments minéraux. L'apparition de diverses maladies et de surpoids à moyen et long termes est favorisée par ce type de comportement.

La première des solutions à adopter est très simple : elle consiste à ne boire que de l'eau plate ou gazeuse. Il est impératif de laisser de côté les divers jus industriels, les sodas, et notamment les colas ; c'est d'ailleurs la première des recommandations formulées par des pédiatres comme le Dr Michel Vidailhet (Nancy) pour prévenir et réduire le surpoids chez les enfants et les adolescents. Notez que de nombreuses personnes consommant ces produits se présentent volontiers comme *addict* (mais que se cache-t-il derrière ces mentions d'« extraits végétaux » sur les étiquettes de certains sodas, formules secrètes que les autorités sanitaires elles-mêmes semblent ne pas connaître en termes d'ingrédients ou refusent de divulguer[3] ? Pourtant, un souci de transparence serait le bienvenu pour le droit de savoir [voir p. 117]). Boire de l'eau est la première étape indispensable pour retrouver des vraies sensations de faim et assurer, petit à petit, un retour à une meilleure gestion de l'alimentation, associé à des choix d'aliments plus sains, en portions adaptées, et consommés à des horaires plus habituels et réguliers. Un autre cas de figure est le travail en horaires décalés (voir p. 48) qui concerne tout de même 1/5e des salariés. Soit le début de travail est précoce le matin avec réveil avant l'aurore, soit la fin du travail est tardive le soir, soit le travail est de nuit, soit encore le travail dans la journée s'arrête vers 14 heures avec pause matinale ne permettant pas de se nourrir en heures et temps convenables. Des solutions existent, elles ne sont néanmoins pas aisées à mettre en application.

Analyse des divers types de faim en situation d'excès de poids

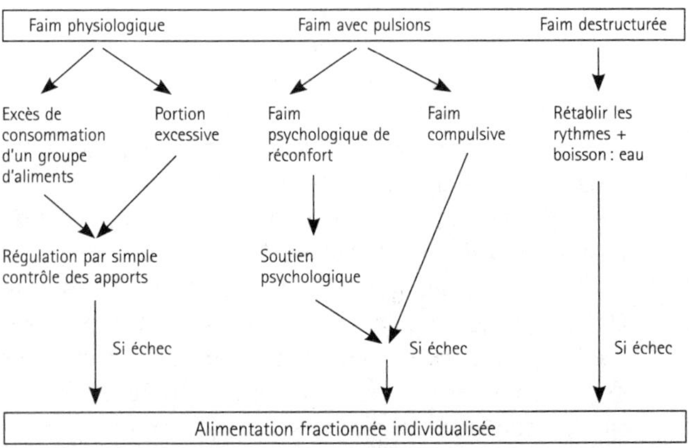

AUTOÉVALUATION NUTRITIONNELLE SIMPLIFIÉE

Comment mangez-vous tous les jours ?

	Oui	Non
Au moins		
- 2 fruits par jour	☐	☐
- 1 à 2 portions de légumes frais et cuits	☐	☐
Moins de		
- 1/2 baguette de pain ou équivalent (120 g)	☐	☐
- 2 portions de fromage sec (soit 2 fois 30 g : équivalent de 1/8e de camembert)	☐	☐
Moins d'une fois par semaine *occasionnellement = réponse oui* *plus d'une fois par semaine = réponse non*		
- charcuterie (en dehors du jambon)	☐	☐
- frites, chips, biscuits apéritifs...	☐	☐
- biscuits, viennoiseries diverses...	☐	☐
- sauce grasse, mayonnaise...	☐	☐
- sodas et autres jus industriels	☐	☐
	☐	☐
Comportement		
- Vous mangez lentement	☐	☐
- Vous ne sautez pas de repas même occasionnellement, *réponse oui ; en cas inverse, réponse non*	☐	☐
- Vous ne grignotez pas entre les repas, *réponse oui ; en cas inverse, réponse non*	☐	☐

Avoir plus de 2 cases « non » cochées indique des erreurs nutritionnelles au quotidien. Concernant les quantités, cela dépend aussi des situations de vie : un sportif peut prendre par exemple un peu plus de pain qu'une personne sédentaire.

Les mécanismes de la faim

Y a-t-il un centre de la faim ? La question qu'il est en effet légitime de se poser est de savoir s'il existe un centre de la faim et comment le contrôler. Où se situe-t-il ? Dans l'estomac, le cerveau, les intestins ? Il existe bien un centre de régulation de la faim au niveau du cerveau : une petite structure, appelée hypothalamus. Celui-ci est plus précisément le centre d'intégration de toutes les données, à la fois internes et externes.

À ce stade, approfondissons un peu nos connaissances...

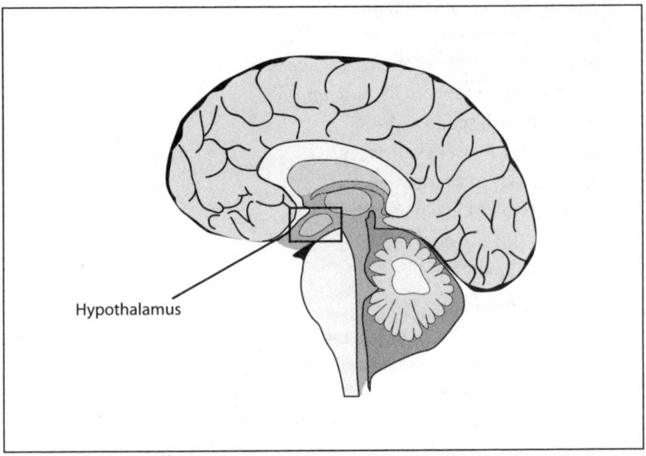

Coupe longitudinale du cerveau

Les données internes concernent l'état des apports énergétiques, des réserves de l'organisme, du taux de sucre dans le sang. Par exemple, lors d'une régulation normale, la baisse transitoire et modérée du taux de sucre (glycémie) agit sur des cellules nerveuses – les neurones dits glucosensibles –, ce qui engendre un désir de nourriture un peu avant les heures habituelles des repas. Les données externes sont les signaux influençant les prises alimentaires, visuels notamment. La vue d'un mets appétissant, certaines publicités alléchantes stimulent les prises alimentaires. Nous sommes des mangeurs sous influence, et ces stimulations peuvent nous pousser à manger plus que de raison, sans qu'il y ait un besoin physiologique compte tenu de l'état de nos réserves (graisse corporelle). L'hypothalamus intègre aussi les processus de mémorisation, c'est-à-dire le souvenir du plaisir procuré par la consommation d'un produit, ou au contraire l'aversion qu'elle a engendrée. Il permet également l'adaptation des besoins en fonction du climat. Dans les périodes de froid, on observe une recherche spontanée d'une augmentation des réserves énergétiques par une alimentation plus riche en calories, mais cette tendance naturelle chez les mammifères est contrariée chez l'homme par la chaleur ambiante des lieux privés et publics ; l'été, c'est l'inverse, mais la régulation est mise à mal par le développement de la climatisation. L'hypothalamus est un outil de régulation extrêmement sophistiqué, mais la vie occidentale contemporaine ne lui facilite pas la tâche, d'où des perturbations dans les commandes et l'observation de comportements dérégulés, parfois totalement inadaptés, tels que l'hyperphagie (manger avec excès, sans adapter les apports aux besoins réels).

Quels sont les acteurs des prises alimentaires?

Ils sont nombreux! Schématiquement, on peut isoler différents acteurs mais tous sont liés entre eux à des degrés divers sachant qu'il faut aussi intégrer les facteurs psychologiques.

• *Acteurs moléculaires.* Certaines molécules ont tendance à réduire les prises alimentaires (leptine, insuline...), d'autres au contraire les stimulent (ghréline). Un tableau[4] (voir p. 363) recense les principales molécules intervenant dans la régulation des prises alimentaires. Elles sont sécrétées à différents niveaux de l'organisme (estomac, tissu adipeux...). Toutes les informations convergent *in fine* vers l'hypothalamus, soit en passant par diverses cellules nerveuses, soit grâce aux informations moléculaires véhiculées par le sang.
• *Acteurs mécaniques.* La distension de l'estomac par les aliments et le passage de ceux-ci dans l'intestin sont analysés par des récepteurs présents sur les parois. Les informations sont transmises au cerveau. La nature du repas est, elle aussi, analysée ; ainsi, pour un repas riche en graisse, la vidange de l'estomac est-elle ralentie pour assurer une meilleure digestion, tandis que des molécules sécrétées par l'intestin (CCK ou cholécystokinine et PYY ou peptide Y_{3-36}) vont donner des signaux au cerveau pour ralentir les prises alimentaires. Le système fonctionne bien tant qu'il ne se dérègle pas... Il s'agit d'une régulation très sophistiquée qui agissait bien chez un homme qui autrefois était capable de réguler correctement ses apports énergétiques. Il n'avait certes pas à sa disposition autant d'aliments aussi gras, sucrés, salés ni même de stimulations externes (colorants, emballages

attractifs...), tous facteurs majeurs provoquant ce désir de manger sans nécessité physiologique, notamment chez les enfants. Un autre facteur limitant la prise de nourriture était la difficulté liée à sa recherche (chasse, cueillette). Quand tout est à disposition dans le réfrigérateur, facile d'accès et prêt à consommer, avec des incitations fortes (publicités), cela participe évidemment au risque de trop manger. Faites l'expérience chez vous lors d'un apéritif entre amis. Mettez des pistaches à décortiquer à la place des graines et autres amuse-gueules prêts à être mangés. Vous constaterez alors que vos invités consomment moins de pistaches.

• *Acteurs du plaisir.* Voilà un vaste sujet que la notion du plaisir et de sa régulation. Il existe une partie du cerveau (système dit méso-limbique dopaminergique) qui échappe à une régulation dite homéostasique qui assure une certaine stabilité – car elle est stimulée par la composante hédonique ; c'est aussi la partie qui renforce les comportements addictifs. Elle est entre autres responsable de ce tropisme vers les aliments gras, sucrés et salés qui s'explique par le fait que, ces éléments indispensables pour l'organisme n'étant pas très présents au temps des premiers hommes, le meilleur moyen de les pousser à les rechercher était de leur procurer du plaisir. Désormais l'abondance de ces produits rend la situation difficile à gérer pour des hommes dont les gènes ont peu ou pas changé ; en revanche, c'est une aubaine pour les publicitaires qui abusent de cette composante. Il est dès lors indispensable de mieux réglementer les messages publicitaires car l'excès d'apport énergétique a des conséquences bien identifiées : ce qui n'est pas consommé biologiquement est stocké par l'homme. Il s'agit d'un processus involontaire, insistons là-dessus, c'est-à-dire qu'il échappe à tout contrôle, d'où l'épidémie de surpoids et d'obésité. Il existe heureusement des solutions que nous nous proposons de développer dans les paragraphes suivants.

Du rassasiement à la satiété

Le rassasiement entraîne la capacité de cesser les prises alimentaires. Les besoins en énergie de l'organisme sont continus alors que les apports sont discontinus ; la jauge interne – la faim – se dérègle dans nos sociétés d'abondance alimentaire. La commande d'arrêt parvient au cerveau par l'intermédiaire de différents éléments, dont les neurotransmetteurs biologiques, mais les facteurs psychologiques jouent également un rôle important. C'est surtout l'impression d'avoir suffisamment mangé qui produit l'arrêt de la prise alimentaire. Or cette impression est subjective, donc modulable au plan psychologique, car la digestion n'est pas terminée (elle en est à son début) ; il n'y a donc pas encore eu utilisation des éléments énergétiques nécessaires.

La satiété quant à elle correspond à une sensation de plénitude qui n'impose plus de recherche de nourriture. Cette période apparaît de façon éminemment variable d'une personne à l'autre et on peut définir des cycles. Si ceux-ci sont courts, l'envie de manger resurgit assez rapidement. Cela s'observe essentiellement dans les faims d'ordre psychologique alors que, dans les faims physiologiques, le cycle est plus long. On a pu identifier une substance moléculaire, le PYY, que nous avons déjà mentionnée, et qui, sécrétée après le repas par des cellules de la paroi de l'intestin grêle et du côlon, maintient une sensation de satiété prolongée. En situation normale, sa sécrétion est fonction de la quantité et surtout de la composition énergétique du repas ingéré. L'expérience qui consiste à perfuser le PYY chez un animal rendu expérimentalement obèse le fait maigrir[5], mais on n'a pas encore mis au point le médicament ou l'aliment susceptible de stimuler cette sécrétion, malgré les recherches en cours sur ce sujet.

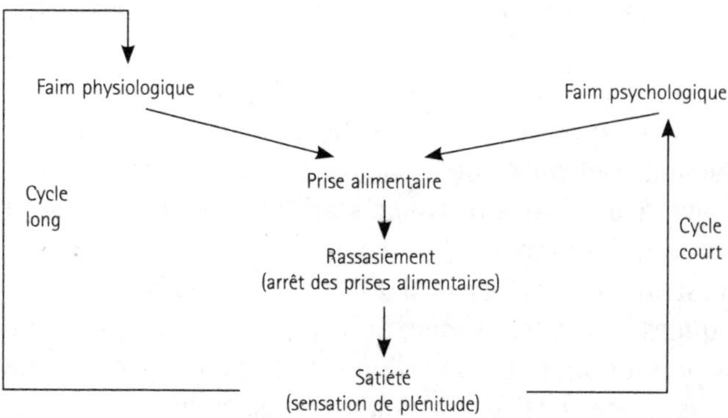

En cas d'excès de poids dans une situation de faim psychologique, il est important d'instaurer une alimentation fractionnée (voir p. 39) pour réduire les fringales et les envies soudaines de se remplir.

De l'inégalité génétique à la manipulation du cerveau

La difficulté du contrôle du poids est aussi liée à une part d'inégalité génétique que l'on pourrait qualifier de

« tyrannie génétique ». Certains individus sont programmés pour peu manger – ce qui a pu passer pour un avantage historique face aux situations de carences alimentaires d'autrefois. Ce sont ceux qui de nos jours peuvent prendre du chocolat à volonté dans la mesure où ils s'arrêtent spontanément après des prises modestes ; mais ce n'est pas le cas de tous ! En outre, l'environnement est obèsogène. Tout est fait pour vous pousser, non seulement à consommer, mais à consommer toujours plus dans un univers de moindres dépenses physiques. Comment résister aux messages si attractifs élaborés scientifiquement (neuromarketing) pour vous inciter à l'achat ? C'est d'ailleurs la raison même de la publicité que de vous faire acheter. On joue souvent sur votre inconscient – parfois de façon subliminale – grâce à une parfaite connaissance des mécanismes du cerveau pour modifier vos comportements. Cela étant, il n'est même pas besoin d'utiliser des stratégies sophistiquées : il est très simple de vous faire acheter puisque la promotion de tel ou tel produit dans un supermarché vous incite à le choisir (qu'il corresponde à vos habitudes ou que ce soit tout simplement par fantaisie) alors que telle n'était pas nécessairement votre intention en entrant dans le magasin. Comment résister à un prix attractif, à des emballages attrayants ? Vous devez avoir conscience que vos comportements sont modifiés, voire plus ou moins conditionnés, subtilement, et ce par des influences extérieures. Pourquoi pensez-vous qu'un milliard de personnes, à travers le monde, sont en surpoids et 400 millions obèses, tandis que se développe une malnutrition liée à des apports insuffisants en telle ou telle vitamine ou éléments minéraux ? Une certaine forme d'alimentation industrielle en est responsable, associée à des modes de vie à réviser. Une partie des industriels ont trouvé une parade hypocrite face aux pouvoirs publics pour limiter une réglementation qui n'est pas adaptée face aux enjeux actuels (voir nos propositions p. 117). En plus des sempiternels propos de chantage économique (voir notamment le documentaire de Canal+ « Alerte dans vos assiettes[6] »), certains industriels, ou leurs représentants, ont élaboré un message selon lequel les gens sont adultes et peuvent se contrôler ; ils ne sont donc pas obligés d'acheter. Ceux-là mêmes qui construisent ce discours agissent exactement de façon inverse, par le biais de leurs agences de communication : l'objectif du marketing est de trouver les accroches permettant de faire acheter toujours plus, ou plus cher, notamment des produits transformés, prétendument bons pour la santé (produits light par exemple dont nous verrons ce qu'il faut en penser, ou d'autres censés stimuler l'immunité, etc.). Des scientifiques sont mis à contribution, comme celui qui proposait récemment, dans un quotidien destiné aux médecins – relais d'opinion important –, de « calmer les ardeurs va-t-en-guerre dans la lutte contre l'obésité » au motif qu'il ne faut pas stigmatiser les obèses et ne pas développer d'anxiété alimentaire... C'est un point de vue qui se discute mais pourquoi n'informe-t-on pas les lecteurs qu'il préside le comité scientifique d'un grand groupe industriel de l'agroalimentaire ? Interrogé par un journaliste intrigué, le « Professeur Canardeau », du *Canard Enchaîné*, faisant fi du principe de transparence, l'auteur de l'article n'a pas souhaité répondre à la question de ses émoluments ! Les conséquences santé de l'obésité sont tout de même loin d'être négligeables (voir p. 58). Le coût humain de l'obésité est incalculable, et, au plan financier, celui du surpoids et de l'obésité est estimé par l'assurance maladie à 10 milliards d'euros par an.

▪ *Des portions à redéfinir*

Pendant longtemps, on vous a dit qu'il fallait raisonner en se fondant sur les calories ; on a formé les médecins et les diététiciens dans ce sens, certains régimes proposaient même des évaluations comptables très poussées, mais inutiles ! Comme je l'avais déjà souligné, notamment en 2003 à la parution de *Votre assiette santé*, les effets des calories provenant des aliments varient en fonction du moment de la journée. Autrement dit, on a tendance à brûler davantage à certaines heures qu'à d'autres et ce qui compte, ce n'est pas tant la valeur calorique d'un aliment en lui-même, même si cela reste un repère, que la façon dont il est métabolisé dans le corps et l'effet de rassasiement qu'il procure. On constate là qu'il y a des différences très significatives, non seulement dans la journée pour une même personne, mais aussi d'une personne à l'autre.

Dans la partie pratique qui va suivre, nous allons laisser de côté les aspects caloriques pour être vraiment pragmatique ; j'ai pu constater l'influence du cerveau réagissant à divers indicateurs visuels, utiles pour réduire les portions alimentaires.

Angelo, à 53 ans, a eu un infarctus ; comme il était

en net surpoids, il était impératif qu'il maigrisse. Italien d'origine, il lui était impossible, pour des raisons culturelles, de ne pas consommer pâtes, parmesan, beurre ou huile d'olive très régulièrement. Je lui suggérai de n'en prendre qu'une demi-assiette pour limiter les apports énergétiques excessifs. Néanmoins, avec une assiette à moitié pleine, il avait tout le temps l'impression d'avoir faim et, finalement, compensait par des sucreries, des biscuits et autres produits énergétiques. Je lui conseillai, comme il avait besoin de voir devant lui une assiette pleine, de ne se servir que dans de petites assiettes. D'accord sur le principe, il revint alors un peu dépité car il ne se sentait toujours pas suffisamment rassasié. Je lui fis remarquer que cela relevait peut-être du domaine « psychologique », puisqu'il mangeait dans la journée plus que ce dont son organisme avait besoin. Il en convint. Je lui suggérai alors de remplir une petite assiette de pâtes garnies de parmesan puis de la placer dans une grande assiette. Ce fut la bonne méthode. Visuellement, il était satisfait ; il mangeait une assiette pleine, grande de surcroît. De plus, il ne se sentait plus marginalisé avec une petite assiette ou une demi-portion dans une grande assiette, alors que les autres membres de sa famille en avaient de bien pleines, ce qui avait été pour lui très difficile à supporter. Ainsi, petit à petit, grâce à cette méthode toute simple de prise en compte de l'importance des indicateurs visuels, ses rations ont diminué sans qu'il en soit frustré si bien qu'il a perdu du poids sans avoir l'impression de faire d'effort et sans éprouver de sensation de faim.

Catherine, quant à elle, ne souffrait pas d'un surpoids important mais elle avait pris presque 5 kg en un an à cause du stress et de quelques contrariétés. Le fait de mettre son plat principal dans une petite assiette lui permit à elle aussi de mieux contrôler ses apports sans intervenir fondamentalement sur ses choix alimentaires, car elle continua à consommer la mousse au chocolat et le flan qu'elle aimait tant. Elle avait néanmoins changé quelques habitudes en éliminant de façon significative jusqu'à 80 % d'une nourriture industrielle peu adaptée à ses besoins et avait réduit ses portions du soir. En diminuant de plus de 25 % ses apports par le biais d'une petite assiette placée dans une grande, sans qu'elle ressente de faim, elle perdit tranquillement 4 kg en moins de 3 mois.

À savoir

Une assiette pleine, bien que petite, si elle est posée dans une grande assiette, donne au cerveau des indications visuelles satisfaisantes et permet de limiter les apports alimentaires. Remplir son assiette sans mettre le plat sur la table permet aussi de réduire de 14 % les apports.

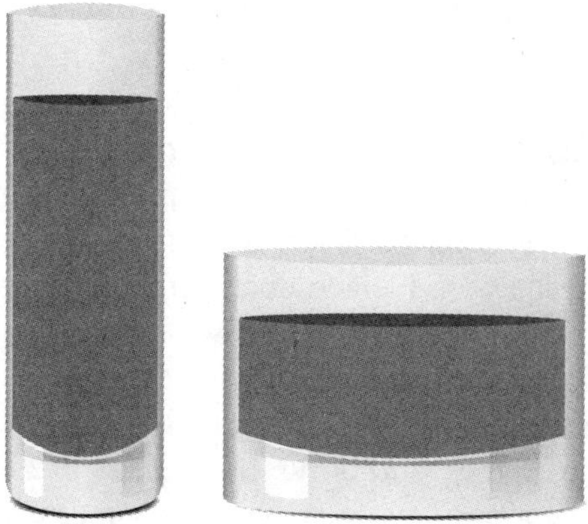

Notre cerveau nous trompe, faites-en l'expérience de façon très simple ! Tentez de verser la même quantité d'eau dans un verre fin et dans un autre évasé. Spontanément, vous remplirez davantage celui qui est évasé !

Cette méthode simple vise à contrôler les indicateurs visuels. Vous pouvez grâce à cela et à l'alimentation fractionnée individualisée mettre en place une stratégie pour manger moins et mieux. Il faut aussi, bien sûr, manger lentement et mastiquer. Plus on mange vite, plus on a tendance à manger (trop), tout en se sentant insuffisamment rassasié. Beaucoup de ceux qui engloutissent de grandes quantités de nourriture le font très vite ; ils se donnent ainsi la fausse impression de ne pas trop manger.

Les sensations internes de degré de rassasiement – la commande « j'arrête de me nourrir car j'ai assez mangé » –, en plus des facteurs psychologiques, n'apparaissent pas tout de suite mais au bout de 20 minutes en moyenne après le début du repas. Si vous gobez vos aliments, en 10 à 15 minutes, vous aurez tendance à dévorer !

▪ *L'inutilité des produits allégés*

Dans les produits light, on remplace le sucre par des édulcorants tels l'aspartame (un produit de synthèse) ou l'acésulfame K... (voir tableau p. 341). L'introduction d'air, d'eau ou de divers autres composés, comme la gélatine de porc (voir le documentaire de France 5[7]) se substitue aux graisses !

Le débat concernant la toxicité de produits comme l'aspartame n'est pas clos. Malgré l'avis de l'Efsa (European Food Safety Authority) émis en avril 2009 selon lequel il n'y a pas lieu de revoir la dose journalière pouvant être absorbée, soit 40 mg/kg/j, dans le cadre des évaluations des seuils de toxicité (ce qui fait bien référence à une toxicité du produit en fonction des doses absorbées).

Il faut aussi savoir que :

- les recommandations de l'agence européenne ne sont pas figées ; elles évoluent en fonction des données scientifiques. Par définition, elles se modifieront ;
- or selon divers toxicologues et chimistes, les méthodes et protocoles d'analyses ne sont pas adaptés. « Il faut changer de paradigme », affirme le toxicologue et chercheur en évaluation des risques André Cicolella ;
- les interactions entre les différents additifs de synthèse, dont l'aspartame, sont fort mal connues, sans compter les risques d'interactions avec des résidus de pesticides dans les aliments et les médicaments ! Nous avions déjà dénoncé cela en 2007 dans le livre *Impostures et vérités sur les aliments*, ce qui a contribué à faire évoluer les mentalités en faveur d'une autre approche des additifs alimentaires. L'expertise concernant la détermination de la dose journalière admissible est problématique

puisque selon l'agence sanitaire européenne elle-même : « L'EFSA (European Food Safety Authority) ne dispose pas du dossier de demande d'autorisation de l'aspartame en Europe » (Courrier du 24 mai 2011). C'est aussi le cas pour la France. Par ailleurs, en 2010 était parue une étude portant sur environ 60 000 femmes enceintes, alertant sur le fait que la consommation d'une boisson gazeuse light par jour pouvait augmenter le risque d'accouchement prématuré.

Au-delà de leurs aspects toxicologiques toujours en cours de discussion scientifique, ces produits allégés sont le symbole même de la manipulation du consommateur. Ils sont jugés providentiels par certains industriels dans le contexte d'augmentation du surpoids et de l'obésité, le light étant censé surtout permettre que tout le monde puisse continuer à manger autant, voire plus, ce qui aboutit en fait à encore favoriser le surpoids.

Des études américaines ont en effet montré que le light, loin de faire maigrir, pouvait faire grossir ; en France, le Professeur André Grimaldi, diabétologue, affirme lui aussi que « les édulcorants augmentent l'appétit en maintenant le goût pour le sucré[6] ». Quant au toxicologue Jean-François Narbonne, il est encore plus radical lorsqu'il annonce publiquement dès 2009 : « Je suis favorable à une interdiction de l'aspartame. »

Le message, idéologiquement incorrect pour les promoteurs du marketing, pourtant le plus juste, devrait être tout simplement celui-ci : « Manger moins et plus sain, c'est bien plus light. »

Soulignons enfin que le light est une vraie source de profit pour les industriels car les produits de substitution au sucre et au gras (air, eau, gélatine de porc...) coûtent beaucoup moins chers que les produits de base, tandis que le prix du produit light acheté par le consommateur est souvent plus élevé.

▪ *Mes premières bonnes résolutions pour faire mes courses*

Vous comprenez désormais qu'avant d'aller faire vos courses, vous devez vous reconditionner un minimum pour échapper aux pièges des mauvaises influences qui vous poussent à acheter et à consommer toujours davantage. Quelle marge de manœuvre avez-vous ?

Quelques solutions...

- Règle 1

Ne pas faire confiance à mon cerveau et à mon manque de volonté sur le lieu d'achat. Les stimulations sensorielles peuvent prendre le pas sur mon raisonnement rationnel. J'ai conscience que tout est organisé pour me pousser à acheter trop : produits allégés, promotions, publicités diverses, mais aussi produits à des prix moins élevés contenant parfois des substances dont l'excès est néfaste pour la santé..., produits avec des textures, des couleurs attractives..., de vrais cocktails d'additifs chimiques.
Je sais que je suis assez influençable, comme tout le monde.

- Règle 2

Faire mes courses le ventre plein. Cela limite les risques d'achats inutiles. Les signaux envoyés par l'estomac au cerveau seront plus faibles, ce qui limitera mes achats impulsifs.

- Règle 3

Toujours avoir une liste de produits à acheter. Je m'organise différemment ; je raisonne avant de faire mes courses, car à ce stade ma volonté est encore efficiente. Au moment de l'achat, mon cerveau a conscience des pièges qui lui sont tendus par un marketing subtil sans pour autant être toujours capable d'y échapper.

- Règle 4

Ne choisir, lors de l'achat, que des produits bruts ou semi-bruts. Pour cela, je fais de préférence mes courses au marché, ou mieux, directement chez les producteurs lorsque cela est possible. Au supermarché, je file aux rayons fruits et légumes, boucherie, poissonnerie, en évitant les autres parties du magasin ou en ayant pris la résolution de ne m'y arrêter que très brièvement.

▪ *Principes de l'alimentation fractionnée*

Les moments traditionnels de prises alimentaires dépendent davantage de facteurs culturels et d'organisation de la société que de facteurs physiologiques, d'où parfois une inadaptation à ces normes dont souffrent certaines personnes, notamment en cas de surpoids.

Nombreux sont en effet ceux qui résistent à la perte de poids parce qu'ils n'arrivent pas « à tenir » plusieurs heures sans manger ou mangent en excès aux heures traditionnelles des repas. La seule solution, dans un premier temps consiste à permettre de manger entre les repas de façon encadrée. Comment faire ? L'alimentation fractionnée, telle qu'expliquée ci-après, propose des solutions simples : un fruit et un produit laitier, non pas à la fin des repas, mais entre les repas. La charge calorique est amoindrie au cours des repas.

Voilà un schéma directeur à mettre en place sur une durée de temps variable, de dix jours à un mois, l'objectif étant de parvenir à se déconditionner des envies et des pulsions alimentaires ou des prises excessives aux repas, étant entendu que la limitation des portions doit se faire telle que définie précédemment (voir p. 32).

Marche à suivre et explications...

Organisation type d'une journée

PETIT DÉJEUNER : *suffisamment copieux*

- **Café ou thé sans sucre**
- **Lait selon envie** et **tolérance, ou lait chocolaté**
- **Pain complet ou multicéréale, 2 tranches** en moyenne (selon corpulence)
- **Beurre normal** bien étalé (5 g soit l'équivalent d'½ plaquette type restaurant) ou **margarine végétale**
- **Confiture** ou **miel** en petite quantité, 1 à 2 cuillères à café rase
- **Fruit frais de saison**, éventuellement pressé

Remarque : il s'agit d'un petit déjeuner traditionnel mais avec peu de matière grasse et de produits sucrés pour limiter la charge calorique. Occasionnellement, on peut prendre des mueslis (sans conservateur, sans colorant) mais il faut éviter les pétales de céréales du petit déjeuner (cuisson entraînant la formation d'acrylamide à concentration non mentionnée, voir p. 78) ; en plus, elles peuvent être riches en sucre ajouté et en arômes de synthèse.

ALIMENTATION FRACTIONNÉE DE FIN DE MATINÉE : *un moment de détente*

Vers 11 heures

- **Compote** ou **fruit** frais de saison ou/et

Remarque : fruits frais de saison faciles à transporter (pomme, mandarine, abricot...) ou compote.

• **Fruits secs**	Quelques fruits secs (3 à 4) tels que les abricots, figues, raisins secs et/ou amandes, noix, noisettes sont les bienvenus.
• + 2 grands verres d'eau	Boire suffisamment est une nécessité. De plus, cela permet de faire gonfler les fibres végétales des fruits dans l'estomac et de vous aider à aborder ensuite le déjeuner plus sereinement.
• **Yaourt nature + 1 tranche de pain** selon envie et faim	

DÉJEUNER : *sans matière grasse mais avec féculents pour être « calé » l'après-midi*

	Remarque : réduire l'apport en matière grasse.
• **Poisson** (120 à 150 g) ou **viande maigre** (sans matière grasse, environ 100 à 120 g) ou **1 œuf**	La consommation de viande ou de poisson n'est pas indispensable ; vous pouvez faire un repas végétarien si vous le souhaitez à midi, à condition de prendre des protéines animales le soir.
• **Légumes frais cuits** (haricots verts, brocolis, carottes, navets...) à volonté **associés** à des • **Féculents**, environ 3 cuillères à soupe cuits (la contenance de la petite assiette est limitée !)	Les féculents (tous les produits contenant de l'amidon : riz, pommes de terre, légumes secs sont à privilégier ; également pâtes, semoule, blé mais plus occasionnellement) sont indispensables en association avec les légumes frais cuits en automne et en hiver, association moins fréquente au printemps et en été, c'est-à-dire réduire la consommation de féculents (1 jour sur 2 par exemple).

• **Café + un petit carré de chocolat,** selon les envies, **ou mieux une tisane** Pour les enfants, un petit fruit de saison (mandarine, abricot...) ou une compote	L'alimentation fractionnée, c'est cela : le dessert dans l'après-midi et de petites portions.
• *Pas de pain* TOUJOURS BIEN TERMINER LE REPAS EN BUVANT DEUX VERRES D'EAU	Pas de pain. En revanche s'il est difficile de prévoir un vrai repas, s'orienter vers des **sushi** ou un **sandwich fait maison** sans matière grasse : pain de boulangerie, légumes crus et, pourquoi pas, cuits (poivrons, haricots verts...), jambon. Surtout pas de mayonnaise...

ALIMENTATION FRACTIONNÉE D'APRÈS-MIDI

17 heures-17 h 30 *Si tempérament attiré vers le sucré :* • Fruit de saison (voire banane selon le degré de faim), yaourt nature	**Remarque :** un « dessert sucré » éventuellement, type mousse au chocolat, flan ou autre produit, de préférence réalisé à la maison pour éviter l'adjonction d'un excès de sucre et de composés chimiques (colorants, conservateurs...). L'idéal est néanmoins de ne consommer ces produits que le week-end.
Si tempérament attiré vers le salé : • Un légume cru à croquer avec 1 à 2 tranches de pain	On oublie trop souvent les légumes frais qui pourtant, avec peu de calories, rassasient beaucoup.
• + 2 grands verres d'eau	Boire permet, outre de couvrir les besoins physiologiques, de garantir un bon degré de satiété.

• Pour les enfants et adolescents au retour de l'école : barre de chocolat (2 à 3 carrés), associée à du pain, un fruit ou un yaourt	Goûter : à composer en fonction de ce qui a été pris à midi à la cantine mais sans perdre de vue, pour les enfants et les adolescents, l'importance du dîner.
DÎNER : *léger, sans sucre ajouté*	
• **Potage de légumes** : une assiette en automne et en hiver ; un gaspacho est le bienvenu (pour ceux qui apprécient) l'été ou une autre soupe froide (carottes, concombres...) **ou** • **Salade composée** contenant des légumes de saison, un œuf dur ou du thon, des crevettes, du jambon en dés... (mais pas tous ces produits en même temps !) Vinaigrette : moitié huile de colza, moitié huile d'olive + vinaigre, poivre, herbes aromatiques selon les goûts. 1 à 2 cuillères à soupe • **Fromage blanc** ou yaourt à volonté sans sucre • **Fruits frais** de saison (à mettre éventuellement dans le fromage blanc)	**Remarque :** le repas du soir doit être léger si l'on veut mieux contrôler son poids. Concernant les adultes, **schématiquement, tout ce qui sera pris en excès sera stocké.** Les apports variant en fonction de l'âge, le dîner doit néanmoins être suffisamment copieux pour les enfants et les adolescents, même dans le cadre d'un contrôle du poids. Poisson ou viande maigre ou œuf + légumes frais cuits sont à consommer selon ce qui a été pris à midi et selon les envies. Le repas du soir est à moduler en fonction des prises de la journée pour assurer un bon équilibre nutritionnel.

• Pain complet ou multicéréale : 1 tranche Au total : 5 tranches de pain par jour au maximum	La consommation de pain du soir dépend de ce qui a été consommé dans la journée.

Ces suggestions nutritionnelles fractionnées ont l'avantage d'être équilibrées et de suivre les rythmes biologiques. Aucun régime déséquilibré, comme l'ont montré de multiples études, et le bon sens (!), ne peut être efficace sur le moyen et le long terme. Ces propositions sont au contraire compatibles avec des activités habituelles et peuvent être suivies sans subir de contraintes. Les aliments autorisés doivent être variés.

Pendant cette phase de contrôle du poids, il faut limiter – idéalement, supprimer – pendant un mois :

– tous les fromages secs et salés (c'est-à-dire tous les fromages), ne prendre que des produits laitiers dits ultrafrais : yaourt, fromage blanc, faisselle (apport calorique moyen des fromages de 350 à 500 Kcal pour 100 g) ;
– toutes les charcuteries, sauf le jambon cru ou cuit dégraissé ;
– tous les biscuits, viennoiseries et autres. De trop nombreux produits de ce type sont bourrés de gras, de sucres, et présentent un étiquetage insuffisamment explicite ;
– tous les plats cuisinés industriels pourvoyeurs d'apports en matière grasse, sucre ajouté et additifs

chimiques. Si néanmoins vous souhaitez en avoir en dépannage, lisez bien les étiquettes et prenez ceux ayant moins de 10 g de lipides pour 100 g, et pas plus de trois additifs, même si cela est arbitraire ; attention également aux emballages en plastique (voir p. 53).

Bien choisir les boissons

Il est nécessaire de boire 1 l à 1,5 litre d'eau par jour (besoins : 40 ml/kg/j en moyenne, soit pour une personne de 60 kg, 2,4 l). La moitié environ est apportée par les fruits et légumes. Il ne faut pas consommer de boissons avec sucre ajouté : pas de soda, qu'il soit light ou édulcoré (il peut participer à renforcer la dépendance au sucré) ; concernant les jus de fruits, les jus frais pressés à la maison sont conseillés. Pour les jus industriels, n'en choisir que très occasionnellement et uniquement ceux portant la mention « sans sucre ajouté » et ne contenant pas d'édulcorant (aspartame [E 951], acésulfame K [E 950], voir p. 341).

Pour la journée :
- vin : 1 à 2 verres par jour, occasionnellement, *idem* pour la bière ou le cidre ;
- alcool type apéritif ou digestif, très occasionnellement.

Deux comportements sont également à adopter si l'on veut disposer d'une bonne satiété dans le cadre d'une stratégie de contrôle du poids :
- prendre les repas à heures fixes et se donner du temps pour manger, c'est important ;

– mâcher, ou réapprendre à mastiquer suffisamment. Un confrère, le Dr Arnaud Cocaul, y a même consacré un livre entier !

Enfin, noter tout ce qui est consommé en créant son propre « carnet de bord » à partir du tableau proposé en annexe (voir p. 343), qui inclut la description de ses humeurs et de son degré d'activité physique, peut être d'une aide précieuse. Utilisez-le.

▪ *L'alimentation fractionnée individualisée (Afi)*

Manger selon ses goûts et ses aversions

L'alimentation fractionnée ne peut se concevoir que si elle est individualisée. Chaque personne a ses aversions, sa façon de percevoir les goûts et les saveurs d'un produit. S'il faut intégrer ces données dans toute démarche de contrôle du poids, il n'en demeure pas moins vrai qu'un plus petit dénominateur commun permet de définir un schéma directeur tel que nous l'avons exposé. À vous de l'adapter en fonction de votre expérience, de vos goûts et de vos envies.

Quelques semaines après

Quelques semaines, de 2 à 6, voire plus, après avoir réussi à ne plus être sur-conditionné par la nourriture, c'est-à-dire à ne plus être soumis à des besoins compulsifs, il devient envisageable de revenir à des repas classiques (3 par jour) avec une éventuelle collation en fin d'après-midi, voire la prise d'un fruit dans la matinée. La règle générale pour mieux contrôler son poids chez l'adulte demeure qu'il est indispensable de bien surveiller les apports du soir avec des portions restreintes tout au long de la journée.

Si le déconditionnement tarde, il est tout à fait possible de recourir aux plantes et notamment aux huiles essentielles (voir p. 68) ainsi qu'à deux techniques naturelles qui ont fait leurs preuves lorsqu'elles sont bien appliquées : l'acupuncture et l'hypnose. La difficulté actuelle est de trouver des personnes bien formées à ces techniques.

Au plan alimentaire, continuez à éviter la consommation des charcuteries (à moins que ce ne soit très occasionnel : 1 fois par semaine) sauf du jambon cru ou cuit débarrassé de son gras. Réintroduisez les fromages secs et salés mais ne dépassez pas les 30 g par jour dans le cadre d'un contrôle efficace du poids (30 g équivaut en moyenne à 1/8e de camembert).

Cette méthode de l'alimentation fractionnée individualisée est la seule qui permette une régulation des sécrétions des substances orexigènes et anorexigènes associée à des choix alimentaires de bon sens, le moins possible industriels (voir p. 18), selon vos goûts et vos envies. Elle a aussi l'avantage de ne pas imposer de stress à l'organisme comparativement à de multiples régimes hypocaloriques plus ou moins farfelus. Cette approche vous permettra également d'échapper au cercle vicieux : privation, perte de poids, fausse stabilisation, puis reprise pondérale inexorable, qui entraîne un découragement.

Chez certaines personnes obèses, la méthode n'est

pas suffisante, tant les perturbations endocriniennes sont importantes, comme dans le cas de l'hypothyroïdie (défaut de fonctionnement de la thyroïde) non contrôlée, qu'il faut traiter au plan médicamenteux. Dans le cas des obésités dites morbides (IMC > 40), la prise en charge médicale doit être multidisciplinaire et sort du cadre de ce livre.

Situations particulières : l'alimentation en cas de travail avec horaires décalés

Le travail en horaires décalés concerne environ un salarié sur cinq ; il pose de réels problèmes si l'on veut se nourrir convenablement. Si vous n'êtes pas dans cette situation, vous pouvez passer directement au paragraphe suivant.

La prise de poids dans ces situations de travail en horaires décalés est fréquente ; elle est aussi plus difficile à juguler lorsqu'elle s'installe. D'une manière générale, toute dette de sommeil (sommeil insuffisant) favorise le surpoids ; la recherche d'une suralimentation compensatrice à la fatigue est fréquente, et elle s'accompagne d'une attirance souvent assez marquée pour le sucré.

Trois cas de figure peuvent être schématiquement observés

- *Travail avec réveil précoce.* Il faut fractionner différemment le petit déjeuner : vers 5-6 heures du matin, prendre une boisson chaude, un fruit, un yaourt et, vers 9 h 30-10 heures, du pain et à nouveau une boisson chaude.

Au petit matin, la sécrétion naturelle de cortisol (une

hormone qui augmente le taux de sucre dans le sang) induit une moindre appétence et faire un vrai petit déjeuner trop tôt entraîne un risque de fringale en fin de matinée ou un excès de consommation au déjeuner. La stratégie proposée permet d'éviter ces inconvénients et d'avoir une alimentation la plus normale possible pour le reste de la journée, notamment au déjeuner, avec toujours un repas léger le soir vers 19 heures.

- *Travail tardif.* Il faut veiller à ne pas trop manger le soir et éviter les plats industriels souvent fort gras, voire contenant du sucre ajouté. Bien sûr, en rentrant chez soi, on a peu envie de cuisiner. Deux règles doivent prévaloir : prendre une collation vers 18-19 heures avec un peu de pain, un yaourt ou un fruit, puis un repas qui aura été préparé à l'avance et qu'il n'y aura plus qu'à réchauffer ; pour le reste de la journée, le matin et le midi, il faut manger comme indiqué précédemment.
- *Travail de nuit.* C'est une situation à haut risque avec alternance de nuits de travail et de jours de repos. Il existe une désynchronisation permanente des rythmes et, à la clé, des fatigues parfois bien difficiles à surmonter. L'homme étant un mammifère diurne, travailler la nuit est antiphysiologique et il est regrettable que l'organisation du travail ne respecte pas les rythmes humains. Pour être pragmatique, la mesure la plus adaptée est d'assurer à peu près la même régularité des prises alimentaires les jours de travail et de repos. C'est-à-dire deux repas par jour, brunch du matin vers 7 heures au retour du travail ou vers 9 heures les jours de repos et repas vers 18 heures les jours de travail et 19 h les jours de repos. Dans l'intervalle, ne prendre que des collations à base de salades de fruits, de salades de crudités et de yaourts, vers 15 heures

au réveil ou vers 12-13 heures les jours de repos. Une collation dans l'après-midi vers 17 heures sera faite d'une compote et d'une boisson les jours de repos, au cours de la nuit les jours de travail. C'est la meilleure solution que nous ayons trouvée et expérimentée depuis des années. Elle permet d'éviter les prises alimentaires anarchiques et assure un bon contrôle du poids.

▪ *Lorsque les produits industrialisés favorisent le surpoids*

La qualité des aliments à rechercher avant tout

Inutile d'essayer de contrôler son poids si la qualité des aliments n'est pas assurée.

Une grande partie de l'offre alimentaire industrielle ne correspond pas à nos besoins. Entrez dans un supermarché et tentez spontanément de remplir votre caddy de façon équilibrée, ce n'est pas si simple. Ce n'est pas l'abondance de produits transformés industriellement qui vous garantira d'être bien nourri et les étiquettes, outre le fait que les inscriptions concernant la composition des produits sont pratiquement illisibles (1,2 mm de hauteur en moyenne), donnent une information insuffisante, et le plus souvent incompréhensible.

Il serait nécessaire de mieux adapter l'offre alimentaire aux besoins de l'homme, mais cela nécessiterait de revoir les politiques alimentaires et agricoles selon des objectifs nutritionnels de santé publique et de développement durable, ce que nos sociétés n'ont pas su faire jusqu'ici, ou insuffisamment, comme l'a déjà souligné C. Rémésy (Inra).

Il faut bien comprendre le système particulièrement vicieux qui s'installe à cause d'une certaine forme d'alimentation industrielle trop grasse, trop sucrée, et bourrée d'additifs. Résumons : la prise de cette alimentation, associée à un manque d'activité physique, favorise petit à petit un stockage des graisses, notamment au niveau abdominal, avec à la clé une modification du métabolisme énergétique, une activation du système dit endocannabinoïde qui augmente la prise de nourriture sans qu'il y ait de nécessité physiologique, comme nous venons de le décrire. Parallèlement, le sucre du sang est utilisé de plus en plus mal par les muscles ; la sécrétion d'insuline augmente avant de s'épuiser ; le diabète survient ; le foie se gorge de graisses et diverses maladies cardiaques apparaissent. Le contrôle de l'alimentation et du poids ne relève donc pas que d'une approche esthétique mais d'une nécessité pour la santé.

Par ailleurs, l'usage de certains plastiques alimentaires dans l'industrie soulève des interrogations concernant la santé et va à l'encontre des préoccupations de protection de la planète à cause des milliers de tonnes de déchets imparfaitement recyclés (voir *Les 100 Meilleurs Aliments pour votre santé et la planète*, Le Livre de Poche).

Prenez-vous en main dès aujourd'hui

Les conservateurs

Évitez l'achat des produits industriels qui en contiennent. Ce sont les E200 à E297. Certains conservateurs pourraient favoriser une accumulation de graisses dans l'organisme par un mécanisme complexe au cours duquel le gras absorbé ne serait pas brûlé mais stocké. Des études sont nécessaires pour améliorer nos connaissances dans ce domaine, mais qui les financera ? Les industriels eux-mêmes ? Les pouvoirs publics, ou plutôt politiques, qui n'ont pas une politique suffisamment volontariste dans ce domaine ?

Tous les conservateurs ne sont pas à considérer de la même manière mais, compte tenu des doutes quant à leurs effets sur le poids ou la santé, évitez-les. Parmi ceux qui posent le plus de questions :

- E210 à E213 : l'acide benzoïque et ses dérivés ;
- E214 à E219 : les parabens ; on en trouve dans l'alimentation ! (s'ils sont contrôlés par les pouvoirs publics, le sont-ils suffisamment ?) ;
- E220 à E228 : les sulfites ;
- E249 à E252 : les nitrites et nitrates ; le niveau d'exposition de la population ne semble pas trop inquiéter les pouvoirs publics mais qu'en est-il de l'effet des mélanges de produits chimiques ?

Les conservateurs peuvent être nécessaires dans une certaine logique industrielle afin d'éviter le développement des microbes (micro-organismes) et de prolonger les dates de péremption, mais l'idéal est tout simplement de conserver les aliments par le froid. Vos choix doivent se porter vers les produits frais ou surgelés bruts – les moins transformés possibles, sans conservateurs.

Les arômes de synthèse

En modifiant le goût naturel des aliments, ils peuvent perturber les circuits de reconnaissance des goûts et des odeurs au niveau du cerveau. En trompant, en leurrant le cerveau, ils peuvent favoriser des modifications de la commande cérébrale, « je vais manger, je m'arrête de manger ». Les circuits dits de rétrocontrôle/arrêt des prises alimentaires sont désorganisés. Les arômes industriels tout comme les exhausteurs de goût (sel, glutamate...) sont les cache-misère d'une alimentation bien fade.

La simple mention sur l'emballage du mot arôme désigne généralement la présence d'arômes de synthèse.

Les plastiques alimentaires

L'usage des plastiques dans l'alimentation pose également de vrais problèmes. Certains contiennent des phtalates, du bisphénol A et d'autres substances qui passent en partie dans les aliments et qui ont un impact non négligeable sur la santé, selon de nombreuses études. Parallèlement, les autorités se veulent rassurantes mais comme le dit C. Costa dans *Les Cahiers de nutrition* (février 2009, SFN, Elsevier Masson) : « Ces conclusions ne sont rassurantes que si l'on considère que "ce qui fait le poison, c'est la dose". En est-on vraiment sûr pour ce qui est du bisphénol A ? » Des scientifiques et des toxicologues ont répondu en mettant en avant son danger ; nous y reviendrons. Le réseau Environnement-Santé (RES) est particulièrement actif dans le domaine de la veille scientifique à ce sujet, et de nombreux articles scientifiques ne sont pas rassurants. Grâce à son action, le RES a sensibilisé les parlementaires qui ont interdit la commercialisation des biberons à base de bisphénol A. Certaines substances de divers plastiques sont notamment capables de modifier le métabolisme et de favoriser le surpoids. Il s'agit d'une réalité scientifique et le mécanisme a été clairement démontré pour les polluants organiques persistants, les POP. Ils empêchent la fonte naturelle des graisses qui a lieu la nuit (lipolyse nocturne) ; ainsi, avec une quantité égale de nourriture, on grossit davantage lorsqu'on est exposé aux POP !

Comme il est à l'heure actuelle impossible de connaître aisément la composition des plastiques, et qu'il est parallèlement difficile de supprimer complètement leur usage, évitez tous les produits suremballés, les plastiques en contact avec les aliments gras sur de longues durées (plus d'un mois par exemple). Le gras, la chaleur et le caractère acide des produits favorisent les interactions entre le contenant et le contenu. Il faut aussi limiter la conservation des conserves (sel, revêtement intérieur) et choisir celles qui sont proposées dans des bocaux en verre. Le revêtement interne des canettes peut aussi poser problème (résine époxy) par le relargage de bisphénol A en quantité variable, parfois heureusement présent uniquement à l'état de trace.

Les sodas et divers jus industriels

Ils entretiennent une confusion entre le boire et le manger et dérèglent les commandes des prises alimentaires.

Choisissez mieux les boissons, l'eau étant la seule vraiment indispensable. C'est la base même d'un meilleur contrôle du poids. Le surpoids a, comme nous l'avons déjà dit, des origines multifactorielles, liées notamment au choix de boissons inadaptées.

Le gras, le sucré en excès (surajouté)

Vous pouvez limiter leur absorption en évitant tout simplement l'achat de produits contenant ces substances ajoutées.

▪ *De l'image du corps aux conséquences santé du surpoids et de l'obésité*

L'insatisfaction corporelle

La définition de la beauté est bien aléatoire ; mais ce qui est plutôt ancré dans l'inconscient collectif, ce sont les représentations d'un modèle dominant, celui de la femme ou de l'homme sportif, actif et mince. Paradoxe historique, selon les anthropologues, les hommes sont spontanément plus attirés vers les femmes aux formes « plantureuses » et les femmes vers les hommes suffisamment corpulents et non chétifs, symboles de force et de puissance. Ainsi, alors qu'au XVIIIe siècle ce sont les femmes corpulentes qui sont admirées, à l'époque contemporaine, la chasse aux rondeurs est devenue presque obsessionnelle, d'où un degré d'insatisfaction corporelle élevé. Cinquante et un pour cent des femmes se déclarent insatisfaites de leur corps, et 39 % chez les hommes, alors que ceux-ci sont généralement plus gros ! En France, les femmes ont un indice corporel moyen (IMC) de 22, ce qui est dans la norme, alors que les Britanniques sont à 26 (début de surpoids) ; les hommes en France sont à 24,5 et en Grande-Bretagne à 26,3 (source Commission européenne) ; il s'agit bien sûr de moyennes.

Parallèlement, nous vivons dans un univers totalement schizophrénique où les normes imposent une corpulence fine, maîtrisée, voire maigre, tandis que l'offre alimentaire et la publicité poussent à consommer toujours plus, et ce, dès le plus jeune âge.

Le surpoids important et l'obésité sont présentés

idéologiquement comme les stigmates d'un laisser-aller et d'un mal-être social, l'obésité étant plus fréquente dans les milieux dits « défavorisés ». L'alimentation industrielle et les sodas y sont consommés en excès, avec généralement des apports insuffisants en fruits et légumes (l'étude Nutrinet montre en 2009 que la consommation de fruits et légumes est en moyenne de 40 % plus élevée chez les cadres supérieurs que chez les employés).

Partout dans le monde où une certaine forme d'alimentation industrielle s'est développée, sont apparus surpoids et obésité, ce qui pose des problèmes de santé quasi insolubles tant qu'une remise en cause radicale du contenu des produits et des méthodes marketing ne sera pas effectuée. Pour diverses raisons, des mesures adaptées ne sont pas prises. Certes, il faut arriver à nourrir l'humanité, ce qui n'est pas simple, mais faut-il pour autant mettre de côté la qualité avec les conséquences que cela entraîne sur la santé ?

Les conséquences de l'obésité sont bien identifiées

L'excès de nourriture, donc l'excès d'apport calorique, génère une activité métabolique plus intense, d'où une majoration du stress oxydatif. Qu'est-ce que le stress oxydatif ? Une augmentation de la formation d'éléments appelés radicaux libres qui sont des composés altérant les cellules de l'organisme lorsqu'ils sont produits en trop grande quantité. Par ailleurs, l'excès de nourriture génère aussi une augmentation de la sécrétion d'insuline (hormone sécrétée par le pancréas qui réduit l'augmentation de sucre dans le sang après un repas) et l'IGF-1 (facteur anabolisant sécrété par le foie – *insulin growth-factor-1*) favorise la prolifération cellulaire avec risque potentiel de majoration d'apparition de cancers et de diverses autres maladies. En limitant les apports, on réduit les dommages causés aux cellules et on retarde le vieillissement.

Il est indispensable de tout mettre en œuvre pour ne pas arriver au stade d'obésité ; la démarche préventive étant la plus efficace, elle consiste à éviter que les enfants ne prennent du poids en excès. Force est de constater que les pouvoirs publics n'ont pas encore pris des mesures suffisamment adaptées. Au-delà de l'influence de différents groupes de pression, les politiques ont des vues à court ou moyen terme. Or les politiques de préventions se mènent sur le long terme, surtout dans les domaines de la santé et de l'environnement. Si une certaine prise de conscience des dirigeants politiques est perceptible, il faut espérer que cela n'en restera pas uniquement au stade d'un discours lénifiant. Les caisses d'assurance maladie ont un rôle majeur à jouer dans le cadre d'une vraie prévention, tout comme les mutuelles qui devraient davantage s'impliquer. Toutes le font déjà notamment avec divers espaces de prévention mais il faut aller au-delà, à l'instar de la Caisse primaire d'assurance maladie de la Sarthe qui, avec ses forums et son implication directe, en aidant par exemple les diabétiques à mieux faire leurs courses, va dans le bon sens. N'oublions pas que, comme le dit fort justement le Pr Laurent Degos, président de la Haute Autorité de Santé, « seuls les pays qui auront su maîtriser l'épidémie d'obésité pourront préserver leur système de protection sociale ».

Nous listons dans le tableau suivant les principales complications de l'obésité.

Principales complications des obésités[9]

Cardio-vasculaires	Insuffisance coronarienne Hypertension artérielle* Accidents vasculaires cérébraux* Maladies thrombo-emboliques Insuffisance cardiaque
Respiratoires	Insuffisance respiratoire restrictive Syndrome d'apnée du sommeil* Hypertension artérielle pulmonaire
Métaboliques	Diabète de type 2* Insulino-résistance* Hypertriglycéridémie* HypoHDLémie* Hyperuricémie* Hypofibrinolyse*
Rhumatologiques	Gonarthrose Lombalgies Goutte
Digestives	Reflux gastro-œsophagien Lithiase vésiculaire Stéatose hépatique
Endrocriniennes	Infertilité - Dysovulation Syndrome des ovaires polykystiques Hypogonadisme masculin
Cutanées	Mycoses - Macération Lymphœdèmes
Rénales	Hyperfiltration glomérulaire Protéinurie
Cancers	Sein, endomètre, ovaire Côlon, prostate

Autres	Risque opératoire Complications obstétricales
Psycho-sociales	Altération de la qualité de vie Diminution de l'estime de soi Trouble de l'image corporelle Restriction cognitive Dépression Rejet social Discrimination à l'embauche

* Complications associées à l'adiposité abdominale, indépendamment de la corpulence globale.

L'obésité et le surpoids sont aussi favorisés par des causes non alimentaires

De nombreux facteurs non alimentaires favorisent le surpoids et l'obésité en plus de la sédentarité et de l'excès de consommation de produits inadaptés (gras, sucré...). Citons-les[10] :
- *le manque chronique de sommeil* ;
- *divers polluants* ;
- *le stress* ;
- *certaines associations médicamenteuses* ;
- *des facteurs génétiques* ;
- *l'hypothèse virale* a aussi été avancée ; on soupçonne certains virus de favoriser les dépôts de graisses au niveau abdominal ;
- *l'alimentation de la mère pendant la grossesse* est, comme nous l'avons déjà souligné, fondamentale. Une consommation d'aliments riches en acides gras oméga-3 aiderait à prévenir l'obésité de l'enfant, alors

qu'à l'inverse une alimentation type « cafétéria » (excès de gras et de sucre – produits avec sucre ajouté) la favorise. Il est clair que l'exposition *in utero* à certains types d'aliments et produits chimiques constitue actuellement des facteurs prédictifs de l'obésité lors de l'enfance et à l'âge adulte. Une fois installée, cette obésité liée à des phénomènes de perturbation endocrinienne est particulièrement difficile à réduire. Il existe alors parfois une sorte d'impuissance à combattre l'obésité installée lorsqu'elle est engendrée par ces phénomènes. Il est insensé que des mesures fortes et adaptées ne soient pas prises par les pouvoirs publics concernant l'alimentation des femmes enceintes. Pour notre part, nous développons un certain nombre de recommandations (voir p. 238). Selon Benoît Schaal, directeur européen des sciences du goût : « Les industriels de l'agroalimentaire imaginent déjà qu'on pourrait conditionner des fœtus humains » par des choix alimentaires pendant la grossesse sachant que tous « gardent à très long terme la mémoire de ces perceptions précoces. » On peut tenter de programmer par exemple, avant la naissance, de futurs consommateurs dans un sens pas nécessairement juste mais, à l'inverse, aussi dans le bon sens si on s'en donne la capacité au niveau politique ;

– *la flore digestive déséquilibrée* est, de plus, fréquemment évoquée dans la genèse du surpoids et de l'obésité. Qu'en est-il ? La flore intestinale correspond à l'ensemble des bactéries présentes dans le côlon. Différentes études ont montré que la flore digestive des sujets minces est différente de celle des sujets obèses mais on ne sait pas s'il s'agit d'une cause ou d'une conséquence. Chez l'animal, on a aussi pu démontrer l'importance de la flore digestive dans la capacité à métaboliser les calories des aliments. Plus exactement, comme je l'ai déjà rapporté dans un précédent livre[10], des chercheurs ont démontré que la production, par certaines bactéries indésirables, de lipopolysaccharides en excès est à l'origine de réactions inflammatoires au niveau du foie et d'une accumulation de tissu graisseux, notamment au niveau abdominal. Autrement dit, en présence de certaines bactéries dans le côlon, on observe expérimentalement une capacité de stockage accrue de graisse dans les cellules adipeuses. Compte tenu des profonds changements qui ont affecté l'alimentation depuis quelques décennies, il est parfaitement logique de se demander si l'alimentation industrielle ne favorise pas ces modifications de la flore intestinale. Cela étant, il ne faut probablement pas surdimensionner ce problème, car, après avoir effectué une chirurgie de l'obésité (*sleeve* [voir p. 277], anneau...), on a souvent des réductions très significatives du poids, de la corpulence, sans pour autant que l'on puisse constater des modifications soudaines de la flore intestinale.

L'obésité a un caractère multifactoriel, ne l'oublions pas, même si les modes de vie et d'alimentation inadaptés sont des facteurs déclenchants primordiaux.

▪ *Des repas modestes gastronomisés, sans excès de sport*

Seul un apport calorique modéré, sans malnutrition et, soulignons-le, sans excès de sport, peut assurer longue vie et santé.

Que pensez-vous du sport ? S'il est certain que la sédentarité ne peut qu'avoir des effets néfastes, il ne faut pas croire que faire du sport à dose importante est anodin. N'oublions pas qu'environ 500 à 1 000 personnes décèdent chaque année de mort subite au cours d'activités sportives, notamment dans la tranche d'âge 35-55 ans. Toute reprise d'activité physique, dans cette tranche d'âge, nécessite un bilan cardiologique rigoureux. L'excès d'activité physique, on le voit chez les sportifs de haut niveau, et chez les professeurs de sport, engendre de multiples types de lésions : tendinite, fracture, fissure des ménisques des genoux, etc. Rares sont ceux qui pratiquent un sport d'assez haut niveau sans avoir eu des lésions diverses de l'appareil dit locomoteur.

Par ailleurs, l'activité physique intensive favorise aussi une nette majoration de formation des radicaux libres qui accélèrent le vieillissement ; il s'agit d'une réalité souvent occultée. Il faut bien se rendre compte que l'augmentation de l'espérance de vie en Occident est liée à quelques phénomènes essentiels : d'une part la maîtrise de la propagation des microbes (micro-organismes, bactéries, virus, microchampignons) par une meilleure hygiène notamment dans l'alimentation ; d'autre part par la diminution de l'activité physique intensive, ce qui a entraîné une réduction de diverses blessures et une moindre production d'excès de radicaux libres, donc un ralentissement du vieillissement. Parallèlement, il faut souligner les progrès médicaux qui ont induit une baisse considérable de la mortalité infantile et maternelle au moment des accouchements. Ces acquis majeurs sont contrecarrés de nos jours par de nouveaux dangers liés à l'invasion de la chimie de synthèse avec imprégnation dès la vie embryonnaire de produits toxiques, d'où une diminution prévisible de l'espérance de vie pour les jeunes générations.

Cependant, insistons sur le fait qu'il est indispensable d'avoir une activité physique régulière et raisonnable, d'environ 3 à 5 heures par semaine (salle de sport ou de gymnastique, course à pied, natation... et aussi tout simplement de marche active).

Ne pas fumer est aussi, rappelons-le, une évidence malheureusement pas encore suffisamment prise en compte ; enfin, une bonne hygiène de vie passe aussi par un sommeil suffisant et réparateur.

À savoir

Le triptyque du bien-être, de la forme et de la longévité, ce n'est pas la consommation de telle ou telle pilule miracle mais :

- une alimentation assez frugale, diversifiée, sans négliger les aspects gastronomiques ;
- une activité physique modérée et quotidienne ;
- une alimentation la moins chimique possible, c'est-à-dire avant tout bio, et la moins industrielle possible, sans tabagisme, avec une consommation modérée de boissons alcoolisées et uniquement occasionnelle.

Ces règles doivent s'appliquer à tous les âges de la vie. Si la surnutrition est à proscrire, parallèlement, il faut veiller à avoir des apports nutritionnels suffisants et équilibrés.

■ *Cuisine loisir*

Vous n'avez aucune chance de réussir votre pari de perdre du poids, si vous ne faites pas un minimum de préparations culinaires. Il ne s'agit pas de revenir aux méthodes antiques en faisant mijoter longuement des petits plats, mais d'utiliser des robots modernes et d'assembler différents produits semi-bruts : des carottes déjà épluchées et lavées si vous êtes débordé, des morceaux de viande déjà découpés...

Il est rassurant d'observer en France qu'il y a une progression de demandes de cours de cuisine, l'intérêt, selon près de 50 % des personnes interrogées, étant de pouvoir ainsi disposer davantage de connaissances pour varier les repas. Cette tendance au retour du plaisir de cuisiner est encourageante.

Préparer des plats relève d'un geste culturel, de transmission d'un savoir familial, régional et social. C'est un facteur d'identité et tout sauf une perte de temps, contrairement à ce que tente de nous faire croire une certaine idéologie industrielle, qui propose du temps « gagné » mais, parallèlement, incite à le perdre réellement en allant faire les courses dans les gigantesques hypermarchés ; une logique à laquelle de plus en plus d'Européens résistent. Manger est, et doit rester, un moment de convivialité, de lien familial, amical et social, devant garantir dans le même temps forme et bien-être.

▪ *Quelques suggestions de repas pour une diversification alimentaire réussie et une bonne hygiène de vie*

MIDI	SOIR
• Poisson merlu persillé vapeur • Ratatouille + pommes de terre • Yaourt nature • Fruit	• Potage aux asperges • Salade endives, anchois 1 œuf dur • Fromage blanc + fruit
• Poulet aux épices • Semoule + légumes verts (haricots verts) • Faisselle • Fruit	• Omelette au fromage • Yaourt nature • Fruit
• Porc émincé • Céleri, carotte + bambou, champignon • Mousse au chocolat • Fruit	• Potage aux légumes verts • Salade endives – thon – mesclum • Fromage blanc + fruit
• Saumon vapeur • Épinards (frais à peine cuits), navets + champignons • Flan à l'orange • Fruit	• Potage au cresson + potiron • Salade verte sardines en boîte • Fromage blanc + fruit
• Filet maquereau à la moutarde (frais) • Purée carottes + petits pois • Flan au riz caramel – fruit	• Potage aux brocolis • Salade composée • Fromage blanc + fruit

MIDI	SOIR
• Seiche • Tomate + riz • Yaourt nature • Fruit	• Potage au cresson • Salade composée (salade verte, endives + 1 coquille Saint-Jacques persillée) • Fromage blanc + fruit
• Émincé de poulet • Semoule + courgettes • Fromage de chèvre (bûche) • Fruit	• Potage de légumes verts • Fromage blanc – compote – quelques noix

Il s'agit d'un schéma directeur assez frugal à adapter selon vos besoins et vos goûts, en respectant quelques règles :

- l'assaisonnement des salades moitié huile de colza, moitié huile d'olive pour la vinaigrette ;
- le pain sera toujours choisi soit multicéréale, soit complet, et consommé le soir (1 à 2 tranches) et pas le midi si prise de féculents ;
- les fruits seront toujours choisis de saison ;
- boire au moins 1,5 litre par jour ;
- tous les légumes surgelés sont autorisés ;
- 1 verre de vin au repas est autorisé occasionnellement.

▪ *Utilité des plantes dans le contrôle du poids*

Aucune plante ne vous fera maigrir, et ne croyez pas ceux qui vous diront le contraire ; en revanche, elles peuvent être d'une aide non négligeable pour drainer l'organisme, améliorer la digestion et contribuer à renforcer le bon fonctionnement du foie qui est la grande usine détox de notre corps. La tisane que voici ne pourra que vous faire du bien. Prenez 40 g de piloselle, 30 g de romarin, 30 g de boldo et 30 g de mélisse. Mettez 3 cuillères à soupe du mélange pour 1 litre d'eau, portez à frémissement, laissez infuser 10 minutes, filtrez et buvez-en dans la journée. À réchauffer ou à conserver dans un thermos, faites-en une cure de 3 semaines, arrêtez 10 jours, puis reprenez ce schéma pendant 4 mois.

Les huiles essentielles peuvent aussi être d'un réel secours. De façon assez empirique, j'avais prescrit à Isabelle des huiles essentielles de lavande en lui recommandant, en cas de crise aiguë de recherche de nourriture, de commencer par respirer de la lavande. Et cela a marché ! Depuis, elle a toujours avec elle un petit flacon d'huile essentielle de lavande ; et j'ai renouvelé ce conseil de multiples fois. Tout se passe comme si les récepteurs olfactifs se saturaient et finissaient par modifier transitoirement le comportement alimentaire. Cela participe au déconditionnement des envies impulsives de nourriture. La lavande a également des vertus apaisantes.

À savoir

HE Lavande (*Lavandula angustifolia ou officinalis*) : quelques gouttes à mettre sur un mouchoir en papier ; respirer en cas de pulsion ou de compulsion alimentaire.

L'aga-agar est une poudre gélifiante pouvant être utilisée dans la préparation des plats. Elle est obtenue à partir d'algues rouges et a la particularité d'être composée en quasi-totalité de fibres solubles, qui gonflent dans l'estomac et aident ainsi à limiter les apports énergétiques.

Ainsi, avec de petits moyens naturels, de petites assiettes et portions, et une nouvelle répartition des aliments, vous arriverez à mieux contrôler votre poids tout en vous assurant une densité nutritionnelle (vitamines et éléments minéraux) optimisée.

2

Cancer : les quatre groupes de recommandations à appliquer immédiatement

▪ *À vous d'agir*

Le nombre de personnes atteintes de cancer explose : 170 000 nouveaux cas en 1980, 350 000 en 2009. Le Pr Patrick Fénichel et son collègue Mohamed Benahmed de l'Institut national de la santé et de la recherche (Inserm) parlent d'« une véritable pandémie de cancers du sein » en se référant aux différentes études épidémiologiques. Effectivement, leur explosion en Occident est impressionnante, mais aussi à travers le monde, notamment dans les pays en voie de développement, ce qui démontre la forte implication de facteurs environnementaux. Les experts internationaux parlent d'épidémie galopante, largement sous-estimée, et *Le Quotidien du médecin* titrait en première page, il y a quelques mois : « L'épidémie dont personne ne parle : dans les pays en voie de développement, les cancers, surtout féminins – sein, col de l'utérus – tuent plus que le sida, la tuberculose et le paludisme. » Les prises en charge y sont le plus souvent tardives, à des stades avancés des maladies, avec des moyens totalement insuffisants, ou inexistants. En France, pour le Plan cancer II, annoncé en novembre 2009, 15 % du budget sera consacré à une meilleure compréhension de l'implication des facteurs environnementaux. C'est bien, mais trop peu. Dans le même temps, les responsables politiques ont affirmé : « On n'a pas assez travaillé sur ces questions. » Sans vouloir entrer dans une polémique, on est surpris, car non seulement les problèmes ont été en grande partie niés depuis des années mais, de plus, on a cherché à contrer nombre de ceux qui ont tiré la sonnette d'alarme et qui travaillent sur ces sujets de l'impact de l'environnement sur l'apparition des cancers, de certaines maladies métaboliques... Les membres du réseau Environnement-Santé et divers autres scientifiques et associations en ont fait les frais !

Est-ce une fatalité ? Serons-nous tous frappés par un cancer ? Cela deviendra très concrètement un risque fort inquiétant pour ceux qui auront échappé à un infarctus du cœur, un accident vasculaire cérébral, à toutes ces affections qui sont en partie liées à la « malbouffe » industrielle... Pour expliquer cette progression fulgurante du nombre de cancers, bien sûr, il faut évoquer le vieillissement de la population, l'amélioration des techniques de diagnostic des cancers mais on estime que 75 % des cancers pourraient être évités grâce à une autre alimentation ou d'autres comportements[1]. Pourquoi une certaine forme de passivité des pouvoirs publics a-t-elle tant perduré? Pourquoi certains industriels, notamment ceux de l'agroalimentaire, n'appliquent-ils pas suffisamment le principe de responsabilité, à défaut de celui de précaution? Individuellement il est possible d'agir par un meilleur choix des produits alimentaires et de son environnement familier. Curieusement, en France, selon diverses analyses, il existe individuellement un déni du risque; il s'agit probablement là d'une stratégie de défense individuelle. Un des meilleurs exemples en est le tabagisme. Le risque de cancer existe, il est parfaitement identifié et est indiscutable; pourtant, nombreux sont les fumeurs qui ne jugent pas indispensable de s'arrêter de fumer!

Revenons à l'alimentation. Nous allons exposer quatre groupes de recommandations aidant à prévenir les cancers ou les récidives, les trois premiers ayant rarement été mis en avant. Il vous sera facile de les mettre immédiatement en application, sans effort. Concernant les cancers, les pouvoirs publics ont un discours déficient. Au lieu de prendre des mesures simples et radicales vis-à-vis de l'exposition à divers composés chimiques suspects, ils insistent surtout sur la nécessité de l'augmentation de l'activité physique, la diminution de la consommation de gras... C'est vrai, mais pourquoi ne prend-on pas en considération, à sa juste mesure, l'ajout inconsidéré de certaines substances chimiques fort suspectes dans l'alimentation et dans l'environnement? Si tous les produits chimiques de synthèse ne sont bien sûr pas à considérer de la même manière – et ce n'est pas parce qu'un produit a un nom compliqué qu'il est dangereux –, on est cependant en droit sur la foi d'études indépendantes d'attendre des mesures plus concrètes. L'idéologie dominante semble consister à ne pas « affoler » les populations, à ne pas porter préjudice aux industriels (les enjeux économiques sont de haute priorité) et à ne pas réagir suffisamment tant que les études sont partielles. Mais quand les jugera-t-on suffisamment complètes, et qui doit les financer ? Les industriels ont-ils intérêt à démontrer que les produits qu'ils utilisent (additifs/pesticides) peuvent être toxiques ? Aucun produit seul ou en association ne devrait être commercialisé sans de rigoureuses études d'impact sur la santé de l'homme et de l'environnement. Une fois sur le marché, si la preuve absolue de la toxicité est apportée, les produits sont bien sûr interdits, mais faut-il attendre vingt ans comme pour l'amiante, la dioxine, le distilbène avant de réagir alors que les doutes scientifiques sont mis au jour par des études sérieuses ? Par ailleurs, au-delà de possibles collusions, de façon directe ou indirecte (conflits d'intérêts), il est très difficile pour les experts de se déjuger ; ils persistent dans leurs premières affirmations par peur de procès. Enfin, les agences de contrôle sanitaire, par leurs évaluations, tant au niveau national qu'européen, ne sont pas encore à la hauteur des enjeux et, de plus, ce ne sont pas des organismes décisionnaires ni de gestion des crises sanitaires.

Pourtant, l'émergence de nombreuses maladies, la multiplication des cancers, diabètes, maladies cardiovasculaires..., en grande partie liées à l'environnement chimique mal maîtrisé (voir notamment le problème des cancers professionnels), ont un coût humain exorbitant et un coût financier abyssal. On traite les maladies sans que cela s'accompagne de mesures de prévention réellement efficaces, tant il semble difficile de remettre en cause certains schémas et modèles industriels. Des décisions toutes simples ne sont pas prises, alors qu'elles rapporteraient beaucoup à la collectivité. Dans la deuxième partie, nous proposerons des approches assez radicales en cas de diabète, de maladies cardio-vasculaires...

Pour limiter le risque de cancer, vous pouvez donc agir par vous-même. Outre l'arrêt du tabac, commencez par éliminer immédiatement de votre environnement alimentaire certains produits ou, au moins, réduisez le risque d'exposition. Il est si simple de ne plus acheter les produits contenant certaines substances suspectes.

▪ *L'implication des xénœstrogènes*

Xénœstrogène, un nom bien étrange... On connaît les œstrogènes, ces hormones féminines qui assurent le développement de la glande mammaire à la puberté, et le bon fonctionnement des cycles. Mais les xénœstrogènes ? Ce sont tout simplement des molécules non produites par l'organisme mais qui miment l'action des œstrogènes. Où les trouve-t-on ? Dans certains plastiques ; oui, vous avez bien lu, mais aussi dans divers pesticides, ou encore dans des solvants !

Produits chimiques contenant des xénœstrogènes mimant l'action des œstrogènes

Classe	Source
• Organochlorés	• Pesticides
• PCB (bisphénols polychlorés)	• Plastiques, isolants
• Bisphénol A	• Résines, plastiques
• Phtalates	• Plastiques
• HCB (hexachlorobenzène)	• Solvants

On sait depuis longtemps qu'une exposition prolongée aux œstrogènes favorise l'émergence de cancers du sein chez la femme ; « néanmoins ni l'âge plus élevé de la première grossesse, ni le raccourcissement de l'allaitement, ni l'utilisation des œstroprogestatifs contraceptifs, ni l'hormonothérapie substitutive de la ménopause ne permettent à eux seuls d'expliquer les données extensives de l'épidémiologie », c'est-à-dire l'augmentation si impressionnante de cancers du sein, selon le Pr P. Fenichel. Il faut chercher ailleurs. Ces xénœstrogènes expliqueraient en partie cet accroissement considérable. L'exposition à d'autres agents chimiques favorise bien évidemment l'apparition des cancers mais l'impact des substances chimiques telles que les xénœstrogènes est important, même à de faibles concentrations. De faibles doses de xénœstrogènes d'origine chimique s'accumulent en effet dans le tissu graisseux (on dit qu'elles sont lipophiles) et s'éliminent difficilement (ce sont les POP, produits organiques persistants dont nous avons déjà évoqué les méfaits sur le poids, bien connus des spécialistes). Or, en termes toxicologiques, la durée d'exposition devient, par ce biais, importante, ce qui est parfois bien plus redoutable que certaines intoxications aiguës et isolées. D'autre part, ce qu'il faut considérer, c'est non pas un produit, mais l'ensemble de ceux auxquels on peut être soumis. Une étude significative[2] sur les pesticides organochlorés a, par exemple, montré que individuellement leur action paraît modérée mais, associés, ils ont un impact très négatif. Par ailleurs, le moment de l'exposition apparaît aussi essentiel. La vulnérabilité (augmentation du risque de cancer) est accrue si l'exposition commence lors de la vie fœtale et après la naissance, ainsi qu'au moment de la puberté (études réalisées sur les animaux). Chez les humains, on connaît la triste expérience du distilbène, une pilule qui a induit un risque majoré de cancer chez les filles dont la mère en avait pris – prescription donnée entre autres pour réduire le risque de fausse couche. Le risque de développer un cancer du sein à partir de 40 ans lorsque l'embryon fille y avait été exposé *in utero* s'est accru, avec cette notion de programmation fœtale. De plus, ce risque persiste à la génération suivante suggérant des modifications du génome (des gènes).

Les xénœstrogènes font partie de cette catégorie de molécules que l'on appelle les perturbateurs endocriniens, c'est-à-dire des « agents exogènes capables d'entraîner des effets délétères sur un organisme vivant ou sa descendance en interférant avec la synthèse, le stockage, le transport, le métabolisme, la fixation, l'action ou l'élimination d'une hormone endogène intervenant dans les mécanismes de régulation de l'homéostasie, du développement ou de la reproduction », pour reprendre la définition scientifique[3].

Dès lors, le fait de demander des mesures urgentes n'est pas illégitime. Concrètement, les pouvoirs publics ont pris conscience tardivement des effets dangereux et retardés d'un certain nombre de pesticides ; ils se proposent d'en réduire l'usage en passant de 80000 tonnes épandées par an en France à 40000 tonnes en 2018, tout en interdisant progressivement la commercialisation de certains d'entre eux. C'est totalement insuffisant vu l'urgence de la situation, sans parler du fait que un quart des polluants échappent aux systèmes d'épuration.

Alors, comment éviter concrètement, dès aujourd'hui, tous ces produits – ce ne sont pas les seuls – ou en limiter l'accumulation dans l'organisme ?

- **Règle 1**

Il est essentiel de limiter drastiquement l'usage des plastiques alimentaires. Certains d'entre eux contiennent du bisphénol A, un xénœstrogène. D'autres plastiques, parfois les mêmes, contiennent des phtalates, qui les rendent souples. Comment faire, alors que le plastique est partout ? **La règle à respecter est de ne pas choisir des produits alimentaires qui, sur de longues périodes, sont en contact avec le plastique, surtout si en plus ils contiennent des matières grasses**, les interactions y étant majorées. Concrètement, pour les produits ultrafrais à durée de vie brève type produits laitiers frais, yaourts, emballages de légumes frais par exemple, il y a peu d'interactions entre le contenu et le contenant, la durée de contact étant limitée. Pour les huiles, les plats cuisinés longue conservation... ne pas les choisir sous emballage plastique même si, encore une fois, tous ne sont pas à considérer de la même manière (**les moins nocifs, codes : 2 ; 4 ; 5** dans un triangle) en l'état de nos savoirs. Choisissez uniquement des huiles de table dans des bouteilles en verre, des conserves dans des bocaux en verre, car diverses canettes ont un revêtement intérieur proche du plastique. Ne jamais chauffer au micro-ondes les aliments dans des matières plastiques (les études d'innocuité sont encore insuffisantes) ; en revanche, pour les produits à mettre au congélateur, actuellement, il n'y a pas d'alternative à l'emballage plastique mais les interactions y sont limitées grâce au froid.

• Règle 2

Impossible de ne pas être exposé aux pesticides. Ils sont partout, dans les champs, les jardins publics et privés. Voici quelques recommandations simples. Achetez, tant que faire se peut, du **bio**, et faites pression sur votre maire et les élus locaux pour que les produits phytosanitaires ne soient plus utilisés dans les jardins publics. Quant aux jardins privés, enlevez les ravageurs (chenilles, insectes...) de votre potager à la main ! Sur de petites surfaces, c'est possible. Ou bien utilisez des produits autorisés dans le cadre de l'agriculture biologique.

• Règle 3

Elle concerne les femmes enceintes. Ne consommez strictement **que des produits bio et correctement emballés (papier non-encré ou dans du verre)**. Mais ce n'est pas tout, au plan non alimentaire, **attention aux solvants ; méfiez-vous notamment des produits de bricolage, mais aussi des cosmétiques et des teintures de cheveux.** C'est bien sûr contraignant mais nécessaire et, comme l'affirme le Dr Marianne Buhler : « Peindre

> une chambre et coller de la moquette exposent à respirer des produits particulièrement toxiques pendant la grossesse. »

Ces quelques changements de comportements au cours de vos achats s'imposent. Ils sont impératifs pour diminuer les risques pour votre santé et celle de votre entourage.

▪ *L'acrylamide à limiter*

Voilà une substance bien suspecte et emblématique. De quoi s'agit-il ? D'un composé qui se forme lors de la cuisson des aliments, et dès 120 °C pour ceux qui sont riches en hydrates de carbone (en glucides). Les principaux aliments entraînant une exposition à l'acrylamide sont les chips, les frites, les produits céréaliers, mais aussi le café. Ce n'est pas une substance inconnue car on sait qu'elle y est présente. Pour l'Organisation des Nations unies pour l'alimentation et l'agriculture : « L'acrylamide dans l'alimentation est un problème de santé publique. » Quant au Centre international de recherche sur le cancer (Circ), il a augmenté le niveau d'alerte. Cette substance est passée de la classification 2B, agent peut-être cancérogène pour l'homme, à 2A, c'est-à-dire agent « probablement cancérogène pour l'homme » et ce, « sur la base de données complémentaires relatives à l'évaluation de la cancérogénicité et à ses mécanismes ». Il est surprenant que de plus amples précautions ne soient pas prises. L'acrylamide est dit clastogène, c'est-à-dire pouvant entraîner une modification des chromosomes et des lésions de ceux-ci. Des études sur les animaux suggèrent aussi une action négative sur l'équilibre hormonal, et même une toxicité sur le cerveau.

Voilà ce qui est écrit par les toxicologues André Picot et Maurice Rabache, dirigeants de l'Association toxicologie-Cnam (Conservatoire national des arts et métiers). Attention, c'est un peu technique, vous pouvez donc passer, si vous le souhaitez, directement aux recommandations pratiques :

> « Cancérogénicité
> En expérimentation animale chez le rat par voie orale, l'acrylamide entraîne un excès de cancers touchant de nombreux organes, tant chez les femelles (glandes mammaires, thyroïde, utérus, système nerveux...) que chez les mâles (scrotum, thyroïde, surrénales...).
>
> Reprotoxicité
> L'acrylamide franchit la barrière placentaire et peut se retrouver dans le lait.
>
> Effet embryotoxique chez l'animal... »

Cette substance ne se trouve pas seulement dans l'alimentation, mais elle est aussi largement employée dans l'industrie (peintures, vernis, adhésifs..., utilisations pour l'imperméabilisation des textiles, du papier...) ; comme agents floculants pour le traitement de certaines eaux ; comme intermédiaire de synthèse (colorants...) entraînant des expositions de nombreux travailleurs fabriquant ces produits. Les toxicologues concluent dans leur rapport :

> « RISQUE (R)
> R 45 – peut causer le cancer.
> R 46 – peut provoquer des altérations génétiques héréditaires.

R 48/23/24/25 – toxique, risque d'effets graves pour la santé en cas d'exposition prolongée par inhalation, contact avec la peau et ingestion...
Des aliments d'origine végétale riches en composés glucidiques [...] chauffés au-dessus de 120 °C forment de l'acrylamide... » et de citer comme « sources d'exposition » les « frites, chips, céréales transformées... »

La moindre des précautions, si on veut mener une vraie politique de prévention de la santé, notamment vis-à-vis du cancer, est de tout faire pour limiter le niveau d'exposition, étant entendu qu'il est impossible de le supprimer totalement.

• Règle 1

Éliminer de votre alimentation les chips et les pétales de céréales du petit déjeuner. Tous les produits n'ont pas le même taux d'acrylamide, mais il est actuellement impossible pour le public de le savoir.
Éviter aussi les produis comme les **frites** (l'Organisation mondiale de la santé [OMS] indique que les frites représentent 16 à 30 % des apports alimentaires en acrylamide dans les pays industrialisés), les biscuits et autres produits céréaliers craquants, mais également **le café** (concentration variable selon les procédés de torréfaction) et **la bière** à base d'orge. Évidemment, cela va un peu changer vos habitudes, mais il est tout à fait possible de réduire la consommation de café tant qu'on ne dispose pas d'information précise sur les taux d'acrylamide contenu ; préférer le thé et, pourquoi pas, consommer plutôt du cidre que de la bière !

Produits	Apport en acrylamide en pourcentage
Chips	6 à 46
Café	13 à 39
Pâtisseries et biscuits sucrés	10 à 20
Certains pains et toasts	10 à 30

Dans les pays de l'Union européenne, les apports en acrylamide varient selon les habitudes alimentaires nationales entre 0,3 et 1,4 microgramme par kilogramme (µ/kg) de poids corporel par jour ; or il est indispensable de limiter cette exposition à cause de la « toxicité à long terme ».

• **Règle 2**

Agir, notamment par le biais d'associations, **pour imposer sur l'étiquette la mention obligatoire du taux d'acrylamide** présent dans les aliments. Cette réglementation simple dépend des pouvoirs publics. Actuellement, la présence de cette substance n'est pas indiquée. Il existe des variations de concentration en fonction de la durée de cuisson et de la nature des produits, et certains industriels, conscients de ce problème, cherchent à en réduire les teneurs, mais il est indispensable qu'une réglementation encadrée permette d'améliorer les processus d'élaboration des produits alimentaires transformés.

Évidemment, ce n'est pas parce qu'on absorbe une substance « probablement cancérogène pour l'homme » que l'on développe un cancer. L'origine de celui-ci est toujours multifactorielle (facteurs génétiques, degré d'exposition, etc.). En revanche, vous devez limiter le risque.

▪ *Le BHA ou butylhydroxyanisol (E320), non merci*

Quel parcours étonnant que celui du BHA, un additif alimentaire de la classe des antioxygènes destinés à lutter contre le rancissement ! Le BHA E320 est classé comme « peut-être cancérogène » pour l'homme, classification 2B par le Centre international de recherche sur le cancer. Ce n'est pas le seul élément dans cette classification 2B mais c'est un produit dont on pourrait se passer. Un arrêté réglemente son usage : daté du 20 octobre 1997, il fut modifié le 2 mai 2001, mais rien ne s'est passé depuis neuf ans ; pourtant ce produit est suspect selon certaines études. On en trouve dans de nombreux chewing-gum. Voulez-vous, pour vos enfants et vous-même, mâcher un produit contenant un agent « peut-être cancérogène » dans un univers où l'impact de la multiplicité des produits chimiques et des mélanges est mal évalué ? Les connaissances scientifiques sur ce produit sont incomplètes, ne serait-ce qu'en termes d'association avec d'autres composés. Ce BHA, on l'a aussi trouvé dans des produits comme une banale purée de pommes de terre en flocons qui séduit grâce à la « préparation instantanée » et à son emballage si attrayant. Que contient-elle cette purée, en plus des pommes de terre déshydratées ?

- *Émulsifiant* : E471, ce sont des mono- et diglycérides d'acides gras,
- *Stabilisant* : E450i, un diphosphate,
- *Acidifiant* : E330, de l'acide citrique,
- *Conservateur* : E223, du disulfite de sodium,
- *Antioxydant* : E320, le fameux BHA...

mais aussi, entre autres, les inévitables sirop de glucose et sel.

Votre grand-mère mettait-elle tout cela dans sa purée ? Or cette purée n'a pas été achetée dans un hard discount dont on dit souvent que les produits ne sont pas toujours de bonne qualité, mais dans une des plus grandes épiceries de luxe de Paris. Une clientèle fortunée qui pense bien se nourrir et sans risque ! Ce n'est heureusement pas uniquement le prix qui est une garantie pour le consommateur !

Les instances internationales surveillent le BHA et son cousin, le BHT. C'est pour cela qu'ils sont classés dans la catégorie 2B. Évidemment, concernant ces deux additifs, il y a comme toujours des études contradictoires, mais les modes de financement de certaines d'entre elles ne sont toujours pas clairement énoncés et peuvent venir directement, ou indirectement, des industriels eux-mêmes. Selon certaines enquêtes[4], les doses admissibles de consommation des additifs peuvent être dépassées dans certains pays, notamment pour les enfants (9-13 ans), grands consommateurs de *junk food*.

De nombreux produits alimentaires pourraient se passer de l'apport d'antioxygènes ; pour les autres, pourquoi ne pas remplacer ces produits de synthèse, BHA et BHT, par de la vitamine E (tocophérol naturel) tout simplement qui a une activité antioxygène ? Le coût des denrées serait plus élevé mais elles comporteraient moins de risques pour la santé ; de plus, compte tenu de l'intérêt de la vitamine E naturelle (protection des cellules), à terme, de réelles économies seraient réalisées au niveau de la collectivité.

Un résumé des facteurs environnementaux associés aux cancers a été réalisé dans le cadre de l'Agence française de sécurité sanitaire de l'environnement et du travail à partir d'expertises de l'Inserm.

Le plus simple est de vous présenter le tableau ci-après. Il ne s'agit pas de le lire *in extenso* si vous n'êtes pas spécialiste, mais de bien vous rendre compte d'une situation qui impose des mesures de protection urgentes et des recherches approfondies; pour les applications pratiques, voir p. 94.

	Facteurs cancérogènes avérés (groupe 1) ou probablement cancérogènes (groupe 2A)	**Facteurs débattus pour le cancer**
Cancer du poumon	Amiante, radiations X ou radon, silice, cadmium et composés, chrome VI, nickel et composés, cobaltcarbure de tungstène, hydrocarbures aromatiques polycycliques, tabac passif, arsenic et composés, béryllium et composés, fumées de diesel, chlorotoluène, épichlorhydrine, chlorure de benzoyle, application d'insecticides non-arsenicaux	Fibres minérales artificielles Pollutions atmosphériques diverses, particules fines, particules issues du trafic automobile Pesticides Métiers de la viande

Cancer du sein	Radiations ionisantes (exposition externe rayons X) Travail posté avec perturbation des rythmes circadiens	Tabac passif Pesticides, dioxines, PCB, HAP, solvants
Tumeurs cérébrales	Radiations ionisantes à fortes doses (exposition externe durant l'enfance ou *in utero*)	Tabac passif (chez l'enfant) Pesticides Radiofréquences Plomb, composés N-nitrosés Agents infectieux : SV40 (chez l'enfant)
Mésothéliome	Amiante, autres fibres minérales (érionite, fluoro-édénite)	Fibres minérales artificielles Radiations ionisantes Agent infectieux : virus SV40
Cancer de la thyroïde	Radiations ionisantes : exposition externe (rayons X), exposition interne (contamination par iode radioactif)	Pesticides Benzène, formaldéhyde Agents infectieux : VHC, SV40, HTLV1

Hémopathies malignes	Radiations ionisantes (exposition externe rayons X), benzène, oxyde d'éthylène, butadiène, virus HTLV-1, EBV, VIH, HHV8, *Helicobacter pylori*, *Borrelia burgdorferi*	CEM-EBF (chez l'enfant), radon Solvants, formaldéhyde, PCB, HAP Pesticides, PCB, dioxines Trafic automobile (chez l'enfant) Agents infectieux : VHC ; autres virus, *Chlamydia psittaci*, *Campylobacter jejuni*
Cancer de l'ovaire		Pesticides
Cancer du testicule		Pesticides
Cancer de la prostate		Pesticides Cadmium, arsenic, PCB Agents infectieux

Tableau élaboré par Gérard Lasfargues et Sophie Robert (Facteurs environnementaux associés aux cancers étudiés selon l'expertise Inserm).

Le tabagisme est également un facteur de risque très élevé et il a été démontré qu'un déficit en vitamine D était péjoratif (contrôle par une simple prise de sang).

Sans vouloir noircir le « tableau », il faut aussi faire

attention aux ustensiles de cuisine que l'on utilise, et notamment aux poêles antiadhésives et aux casseroles. De nombreuses études montrent le danger d'une substance souvent présente, le PFOA (acide perfluorooctanoïque). Le conseil à donner est de n'utiliser que des ustensiles en inox, fonte, céramique ou grès, en attendant une réglementation mieux adaptée et des informations plus précises ; mais des industriels agissent dans le bon sens, notamment à la suite des actions du réseau Environnement-Santé et de diverses autres associations.

D'autres maladies que les cancers et les maladies cardiaques sont liées à différentes substances chimiques. Une étude récente publiée aux États-Unis indique, par exemple, que les maladies rhumatismales semblent elles aussi en augmentation à cause des insecticides (polyarthrite rhumatoïde et lupus érythémateux disséminé). La principale investigatrice, Christine Parks, du National Institute of Environmental Health Sciences (Maryland) affirme : « Nos résultats confirment l'idée que des facteurs environnementaux peuvent accroître la sensibilité ou déclencher des maladies auto-immunes chez certains individus. »

▪ *Suivre les recommandations de l'Institut national du cancer*

Les analyses de l'Inca (Institut national du cancer), bien qu'elles occultent en grande partie le risque chimique dans l'assiette (risque environnemental) – malgré de nombreuses études qui le suggèrent –, sont pertinentes. Elles sont donc valables, même si on regrette fortement, dans la présentation, l'absence de hiérarchisation du risque (Rapport mars 2009). Par exemple, le risque de consommer un peu de boisson alcoolisée, type vin, n'est pas le même pour une personne qui mange de façon équilibrée et fait une randonnée le dimanche que pour celle qui prend la même quantité de boisson alcoolisée mais en plus fume, mange gras et est sédentaire.

On regrette aussi que les amateurs d'une certaine forme d'alimentation industrialisée ne soient pas davantage mis en garde. La consommation de sodas, nuggets, etc., appauvrit la ration en vitamines et éléments minéraux (micronutriments), tout comme celle de nombreux plats industriels dont la « restauration » en vitamines se fait au moyen de produits de synthèse. À noter que les informations sur les modes de fabrication sont peu accessibles.

Faites donc vôtres les recommandations de l'Inca, en plus de ce qui vient d'être conseillé, d'autant plus qu'elles recoupent un simple bon sens nutritionnel :

- Augmenter la consommation de fruits et légumes. Plus de 250 études montrent dans 80 % des cas leur caractère protecteur, et on considère que 20 % des cancers pourraient être évités par une consommation suffisante de fruits et légumes.
- Limiter la consommation de boissons alcoolisées. Il existe une relation effet/dose : plus on en consomme, plus le risque augmente. L'éthanol par lui-même majore le risque d'initiation de cancer par formation d'acétate, mais l'alcool agit aussi comme solvant de substances cancérogènes absorbées et, de ce fait, favorise leur pénétration dans l'organisme.
- Réduire le surpoids et l'obésité, qui favorisent le

développement de nombreux cancers. Tout cela est chiffré et les niveaux de preuve sont convaincants.

Voici les recommandations supplémentaires pour la prévention primaire des cancers que fournit l'Inca :

« *Surpoids et obésité*

- Maintenir un poids normal (IMC entre 18,5 et 25).
- Pour prévenir le surpoids et l'obésité :
  - pratiquer au minimum 5 jours par semaine au moins 30 minutes d'activité physique d'intensité modérée comparable à la marche rapide ou pratiquer 3 jours par semaine 20 minutes d'activité physique d'intensité élevée comparable au jogging, et limiter les activités sédentaires (ordinateur, télévision...) ;
  - consommer peu d'aliments à forte densité énergétique au profit de ceux à faible densité énergétique tels que les fruits et légumes ;
  - surveiller votre poids de façon régulière (1 fois par mois) ;
  - pour les sujets présentant un surpoids (IMC > 25), une obésité (IMC > 30) ou une prise de poids rapide et importante à l'âge adulte, un accompagnement, et éventuellement une prise en charge, sont à envisager.

Sel et aliments salés

- Limiter la consommation de sel en réduisant la consommation d'aliments transformés salés (charcuteries, fromages...) et l'ajout de sel pendant la cuisson ou dans l'assiette.

Viandes rouges et charcuteries

- Limiter la consommation de viandes rouges à moins de 500 g par semaine. Pour compléter les apports en protéines, il est conseillé d'alterner avec des viandes blanches, du poisson, des œufs et des légumineuses.

- Limiter la consommation de charcuteries, en particulier celles très grasses et/ou très salées.
- En cas de surconsommation de charcuteries, afin de diminuer le risque de cancers, réduire autant que possible la taille des portions et la fréquence de consommation.

Boissons alcoolisées

- La consommation d'alcool est déconseillée, quel que soit le type de boisson alcoolisée (vin, bière, spiritueux...).
- Ne pas inciter les personnes abstinentes à une consommation d'alcool régulière, même modérée, car toute consommation d'alcool régulière est à risque.
- En cas de consommation d'alcool, afin de réduire le risque de cancers, limiter la consommation autant que possible, tant en termes de quantités consommées que de fréquence de consommation. En cas de difficulté, envisager un accompagnement et éventuellement une prise en charge.
- Les enfants et les femmes enceintes ne doivent pas consommer de boissons alcoolisées.

Compléments alimentaires à base de bêtacarotène

- Ne pas en consommer, sauf cas particuliers de déficiences et sous le contrôle d'un médecin. Il est conseillé de satisfaire les besoins nutritionnels par une alimentation équilibrée et diversifiée sans recourir aux compléments alimentaires. »

Nous avons juste modifié l'ordre des recommandations (voir aussi en annexe les principales relations entre facteurs alimentaires et cancer selon l'Inca[5]).

▪ *Organisation nutritionnelle d'une journée*

Nous vous proposons un schéma directeur d'alimentation pour limiter le risque de cancer ou de récidive. Bien sûr, il existe différentes formes de cancers, mais il est possible de définir le plus petit dénominateur commun protecteur. Celui-ci est à adapter en fonction de vos goûts, de votre corpulence... en tenant compte d'une triple problématique.

Première précaution

Choisir des aliments protecteurs et exclure ou limiter la consommation de certains aliments comme cela vient d'être défini :

Aliments protecteurs	**Principaux composés protecteurs**
• Choux et brocolis	• Diindolylméthane (DIM)
• Oignons • Pommes	• Quercétine, myricétine
• Épinards	• Kaempférol
• Curcuma (curry)	• Curcumine
• Riz	• Mélatonine

Le DIM, mis en présence de cellules cancéreuses, semble entraîner une diminution de leur potentiel de motilité, ce qui pourrait ainsi augmenter l'efficacité des traitements.

Le brocoli, de famille des crucifères, a une réputation justifiée pour son action sur les histones grâce à la présence de sulforaphane, molécule que les chercheurs envisagent d'inclurent dans le traitement des cancers de la prostate et du sein.

Le riz contient d'assez fortes concentrations de mélatonine. Cette substance sécrétée par le cerveau est connue pour aider à réguler le cycle éveil/sommeil ; or, il a été démontré que de hauts niveaux sanguins de mélatonine étaient associés à un moindre risque de cancer du sein diminué de 44 % chez la femme ménopausée[6] (*Journal of the National Cancer Institute*).

D'autres plantes sont réputées protectrices en raison de leurs potentiels antioxydants comme, par exemple, le thé vert.

À savoir

Ainsi le riz est-il probablement l'un des éléments protecteurs contre le cancer, ce qui expliquerait le plus faible taux de cancer, notamment du sein, chez les personnes asiatiques vivant en Asie. On a mis en avant le soja comme élément protecteur, alors que le soja, par la présence de génistéine (xénœstrogène d'origine végétale) incite à une prudence de consommation pour les Occidentaux (ce n'est pas le cas des personnes asiatiques qui ont une flore digestive le métabolisant de façon différente). Le riz apparaît comme un aliment vraiment intéressant qui a, en plus, l'avantage d'être parfaitement toléré au plan digestif.

Deuxième précaution

Ne pas être en surpoids, notamment au moment de la ménopause car c'est un facteur de risque, identifié par de multiples études, de majoration de survenue du cancer du sein. Mais, parallèlement, il ne faut pas perdre de vue qu'une alimentation déséquilibrée, due au suivi de nombreux régimes amaigrissants inadaptés (notamment hyperprotéinés et assimilés et ceux trop fortement hypocaloriques) avec exclusion abusive ou surconsommation de tel ou tel groupe d'aliments, est une source potentielle de déficit d'apport en diverses vitamines, minéraux (micronutriments), ce qui peut avoir des effets fortement délétères (baisse de l'immunité, vulnérabilité accrue à différentes maladies...).

Troisième précaution

Limiter le risque de malnutrition et même parfois de dénutrition avérée. On considère que 40 % des personnes ayant un cancer présentent une malnutrition avec déficit d'apport en divers éléments, surtout lorsqu'elles avancent en âge. La prise en charge est spécifique pour chaque personne. Quant à se demander si la prévention des cancers pourrait se faire grâce à un apport de compléments de vitamines en gélules, notamment C et E, la réponse est négative. En revanche, une alimentation riche en produits contenant ces éléments, et donc plutôt végétale, est protectrice à condition que les fruits et légumes ne soient pas arrosés de pesticides ! D'où l'intérêt des produits bio dont, par définition, la présence en produits chimiques est limitée.

Le schéma type

– Consommer des produits bio de préférence (pour éviter le risque de présence de résidus de pesticides ayant pour certains une activité œstrogénique) ;
– Cuire les produits *al dente* pour assurer une conservation suffisante des vitamines et ne jamais brûler les aliments ;
– Supprimer les :
  - produits gras se conservant longtemps et emballés dans des plastiques (voir p. 76) ;
  - produits contenant des acides gras d'origine industriel (graisses partiellement hydrogénées de diverses préparations industrielles) ;
  - produits riches en acides gras saturés consommés en excès, notamment en huile de palme, présents dans de nombreux plats industriels, charcuteries, divers biscuits et viennoiseries... Chauffés et en présence de sel, ils semblent bien suspects (études à poursuivre) ;
  - produits contenant du BHA E320 et produits pouvant avoir de fortes teneurs en acrylamide (chips, frites, pétales de céréales, voir p. 78) tant qu'un meilleur étiquetage renseignant sur les concentrations de ces différentes substances ne sera pas appliqué ;
  - produits à base de soja, à activité œstrogénique (étiquetage actuel insuffisant). Certaines moisissures ont aussi des activités de type œstrogénique

(mycotoxines sécrétant du vazearalenone) ; on peut les trouver dans les produits céréaliers, dont les graines prêtes à consommer, et résistent à la chaleur (cuisson). On attend là aussi un étiquetage renseignant sur la teneur des produits en mycotoxine.

La baie de goji est à la mode. Le fruit frais de *Lycium barbarum* (il existe plusieurs variétés de goji) contient de multiples composés utiles (vitamines, éléments minéraux...) ; il aurait un effet protecteur des cellules ; il neutraliserait même certains des effets négatifs des chimiothérapies anticancéreuses. Cependant, les modes de transformation et de conditionnement du goji en modifient l'intérêt santé. Le plus simple serait d'envisager à terme de le consommer sous forme de baies fraîches ou sèches dès que des études supplémentaires confirmeront son intérêt (en l'absence toutefois de traitement par des médicaments anticoagulants, en raison des interactions possibles). Mais la myrtille, la groseille, le cassis ont des propriétés proches et sont des aliments qui participent à la protection.

Repas protecteur type

PETIT DÉJEUNER : *suffisamment copieux*	COLLATION
• **Thé vert** sans sucre • **Pain multicéréale** (2 à 3 tranches) • **Miel** ou confiture • Jus de **fruit frais pressé**	• Pomme + yaourt nature (selon envie)
Déjeuner	**COLLATION**
• **Crudités + un filet d'huile de noix,** poivre, ciboulette • **Poisson** (120 g) au moins 3 fois par semaine, ou viande maigre sans matière grasse (100 g) 2 à 3 fois par semaine ou un œuf • **Riz + choux de Bruxelles,** assaisonnement **curry** sur le riz • Fruit de saison ou compote	• Fruit de saison + yaourt nature (selon envie)
Dîner	
• **Soupe** chaude ou froide ou **salade composée** (vinaigrette à l'huile de noix) • Œuf à la coque ou dur (ou poisson ou viande blanche maigre selon ce qui a été consommé au déjeuner) + **haricots verts** ou épinards • **Fromage blanc** • **Fruit de saison**	

Le chocolat n'est pas interdit en quantité modérée (1 à 2 carrés par jour) lorsqu'on contrôle son poids, mais choisissez-le de bonne qualité, composé à 70 % de cacao et prenez si possible du bio. Sachez que le chocolat dit « à croquer » contient généralement moins de 50 % de cacao.

3

Alimentation et nouvelles maladies liées à l'environnement chimique

Douze pour cent de la population occidentale serait atteinte de nouvelles maladies liées directement à l'environnement chimique (syndrome d'hypersensibilité chimique) sans que cela soit réellement pris en considération. N'est-ce pas étonnant ? Pourtant l'impact de l'environnement sur la santé n'est pas inconnu ; on sait que l'air pollué favorise des asthmes et des bronchites chroniques par exemple, que l'amiante provoque des cancers, etc.

Les médecins observent de plus en plus souvent des patients qui présentent des troubles mal définis, inhabituels. Des biologistes viennent à leur secours pour expliquer que des composés chimiques agissent directement sur l'organisme en se fixant sur des récepteurs de cellules, ce qui modifie leur fonctionnement et leurs actions biologiques. Il est, par exemple, clairement démontré que des produits chimiques altèrent les fonctions reproductives... On a aussi élaboré des produits chimiques, des médicaments de synthèse, pour agir sur des cibles précises en cas de dysfonctionnement. Les molécules chimiques (solvants, résidus de pesticides...) présentes, entre autres, dans certains aliments ne sont pas neutres ; elles se fixent elles aussi sur les cellules, mais de façon anarchique et peuvent ainsi provoquer des troubles variés et non maîtrisables. Le tout, associé à un stress exacerbé, consécutif notamment à une organisation générale du travail inadaptée (non prise en compte des rythmes biologiques humains, rendement exigé et pas toujours en adéquation avec les possibilités biologiques), met à mal le cerveau qui ne parvient plus à réguler correctement les comportements. Que de fatigues intenses inexpliquées, de mal-être tenace pouvant déboucher sur d'authentiques dépressions, que de troubles psychiques et de suicides, plus de 10 000 par an en France...

Pourquoi ces maladies de l'environnement sont-elles encore si peu prises en considération malgré les alertes émises par de nombreux médecins, chercheurs, et l'Agence française de sécurité sanitaire de l'environnement et du travail (Afsset), et surtout comment y échapper ?

▪ *Les maladies émergentes*

Parmi les maladies émergentes, analysons les trois plus fréquentes bien qu'elles soient en partie imparfaitement connues.

Les syndromes d'hypersensibilité chimiques ou *Multiple Chemical Sensitivity* (MCS)

Les personnes atteintes du syndrome d'hypersensibilité chimique, ou MCS, encore appelé SHCM (syndrome d'hypersensibilité chimique multiple) mais aussi SIOC (syndrome d'intolérance aux odeurs chimiques) sont de plus en plus nombreuses. Elles présentent des symptômes que l'on ne peut pas rattacher à des maladies répertoriées. La variété des troubles comme les difficultés respiratoires, les maux de tête, les troubles digestifs... sans causes apparentes, fait que les personnes atteintes sont souvent classées dans la catégorie des patients souffrant de troubles psychosomatiques. Voilà une constante dans l'histoire de la médecine : quand on ne connaît pas l'origine d'un trouble, on fait d'abord appel à des mécanismes psychologiques ; autrefois, on pensait que la personne était possédée. Tout doit être codifié ; il faut faire entrer le malade dans une case médicale et administrative préexistante. Enfin, il existe un déni d'une partie des autorités médicales et, par ricochet, administratives, de l'émergence de certaines maladies nouvelles et ce, pour deux raisons essentielles. D'une part, ce qui est nouveau, encore imparfaitement documenté, est facile à rejeter. Concernant la dioxine, pour prendre cet exemple, dans un document émanant des « autorités » et datant d'environ une dizaine d'années, on pouvait lire : « ... Ces produits ne posent pas un problème majeur pour la santé publique... il est donc très souhaitable que soit évitée une réglementation excessivement contraignante... » On connaît la suite, la dioxine est considérée de nos jours comme un des facteurs favorisant l'émergence des cancers et notamment celui du sang (hémopathies malignes). D'autre part, toute nouveauté est par essence mal connue. Elle peut donc ébranler certains dogmes et les pouvoirs des autorités scientifiques, qui souvent sont le fer de lance du conservatisme. Cela fait aussi partie de l'histoire des sciences et de l'humanité.

Un exemple précis... Les parlementaires de l'office parlementaire d'évaluation des choix scientifiques et technologiques auditionnent en 2009 divers scientifiques sur le principe de précaution. Du choix des intervenants, issus essentiellement de structures institutionnelles, avec des vues très arrêtées et, pour la société civile, des industriels de la chimie, ce qui est fort étonnant, résulte une charge contre le principe de précaution, lequel est pourtant un droit constitutionnel ; par exemple, un membre de l'Académie de médecine a affirmé dans son exposé : « insecticides, peurs injustifiées », malgré divers travaux scientifiques, notamment de l'Inserm qui légitiment l'inquiétude comme nous l'avons démontré (voir p. 69) et la nécessité d'augmenter les efforts de recherche. « EBS (vache folle). Interdiction des farines animales : coût élevé, interdiction plus nocive qu'utile », alors qu'il s'agissait d'un exemple réussi de gestion de crise. « Antenne, téléphonie mobile : pas de retentissement », une belle affirmation sans nuance qui pourrait bien être démentie par la suite, les débats scientifiques étant loin d'être clos.

Pourquoi ne pas avoir interrogé les scientifiques du réseau Environnement-Santé et pourquoi pas François Veillerette, par exemple ? Le rapport aurait été plus nuancé et les parlementaires auraient eu une vision plus large des problématiques actuelles. Comme le rapportait le journal *Le Monde*, « une association demande le retrait de deux herbicides de marque Round Up® appartenant à la firme Monsanto. L'association écologiste Mouvement pour le droit et le respect des générations futures (MDRGF) et un agriculteur bio français ont demandé au ministère de l'Agriculture le "retrait immédiat" de deux formulations de l'herbicide Round Up® de Monsanto. Ils dénoncent en effet des différences entre les formules déclarées dans le cadre des autorisations de mise sur le marché et leur composition réelle. Ces herbicides pour le jardin - Round Up Express et Round Up GT Plus - contiennent du polyoxyéthylène amine (POEA), "contrairement aux informations transmises par le ministre de l'Agriculture", indique François Veillerette, président du MDRGF. En outre, le POEA renforce la toxicité de la matière active du Round Up, le glyphosate, à l'encontre des cellules humaines, indique l'association ».

L'usage - mal maîtrisé - de la chimie dans l'environnement, et donc dans la chaîne alimentaire, est problématique. Combien de temps l'homme et la planète supporteront-ils le déversement de plus de 400 millions de tonnes par an de produits chimiques à travers le monde ?

Les MCS, syndrome d'hypersensibilité chimique, en sont une des conséquences. Les causes identifiables, mais loin d'être exhaustives, des MCS sont l'exposition à divers solvants, pesticides, au mercure[1]... qui entraînent des modifications dans le fonctionnement de certaines microstructures du cerveau[2].

La difficulté actuelle réside dans la caractérisation de ces troubles par une simple prise de sang (marqueurs biologiques). Il n'en existe pas pour l'instant, mais une piste intéressante consiste à rechercher le degré dit de stress oxydatif au plan biologique[3]. Celui-ci est augmenté chez de nombreuses personnes ayant ces troubles et la mise en évidence des anomalies doit se faire, selon le chercheur américain Martin Pall, après une épreuve d'effort (classiquement les épreuves d'effort sont pratiquées par les cardiologues pour détecter des anomalies cardiaques non identifiables sur un simple électrocardiogramme).

Les MCS devraient être l'objet de recherches plus poussées tant le nombre de personnes atteintes à des degrés divers semble important. L'association SOS MCS joue un rôle actif et vient de mettre en ligne un document scientifique résumant les travaux de Martin Pall. Celui-ci démontre les mécanismes biologiques impliqués dans ces affections et propose des pistes de recherche[4].

Si les mécanismes provoquant les MCS commencent à être perçus[5], de nombreux travaux sont encore nécessaires pour mieux appréhender ces troubles, fort handicapants pour ceux qui en sont atteints, et pouvoir les soigner.

Parmi les autres troubles directement liés à l'environnement avec une composante stress qui exacerbe leur retentissement tant au plan physique que psychologique, il y a des maladies mieux reconnues que les MCS. Comme les allergies, certaines formes de migraines et d'asthme...

La fibromyalgie

Cette maladie associe des douleurs chroniques des membres, une fatigue majeure et des troubles du sommeil importants. Le Pr P. Cherin (hôpital Bichat à Paris) la définit comme : « un désordre central du contrôle de la douleur impliquant une anomalie de la modulation des neuromédiateurs tels que la sérotonine, et d'une pathologie liée au stress. Sa prise en charge doit comporter un traitement des facteurs psychologiques, du déconditionnement musculaire et de la douleur. Actuellement, les antidépresseurs sont les antalgiques les plus efficaces, qu'il existe ou non une dépression ». Voilà qui résume bien la situation actuelle.

L'impact en termes de qualité de vie est important. Quarante-six pour cent des personnes identifiées comme souffrant d'une fibromyalgie ont définitivement interrompu leur travail à cause de leurs troubles et 26 % d'entre elles ont le statut d'adulte handicapé.

Il semble qu'un important stress psychologique participe à l'émergence ou au renforcement de ces troubles. La participation de dysfonctionnements de l'immunité n'est pas à exclure dans le cadre des maladies dites auto-immunes, caractérisées par le fait que l'organisme ne reconnaît pas certaines parties de son corps et réagit comme s'il s'agissait d'éléments étrangers.

La fatigue chronique

La fatigue chronique est à différencier de la simple fatigue réactionnelle à un effort physique, un surmenage, un manque de sommeil (voir p. 226). La fatigue chronique est handicapante. Plusieurs hypothèses émises sur sa cause existent, dont celle de l'exposition aux pesticides organophosphorés, à d'autres produits chimiques, et à certaines radiations. Des chercheurs américains avaient aussi annoncé « une association hautement significative entre un virus (le rétrovirus XMRV) et le syndrome de fatigue chronique ». Ceci n'a pas été confirmé. L'association, présence de certains virus et de la fatigue, est envisageable en dehors de ceux analysés. Est-ce alors un facteur causal du syndrome de la fatigue ou bien des virus peuvent-ils infecter des personnes plus vulnérables ? Cause ou conséquence? Des études sont à poursuivre.

Nous avons réuni dans ce chapitre ces différents troubles car, curieusement, selon Martin Pall, les manifestations des MCS, de la fibromyalgie, de la fatigue chronique, bien qu'ayant des expressions extrêmement variables d'une personne à l'autre, ont en commun divers symptômes, avec au plan scientifique, l'implication de mêmes processus de dysfonctionnement au niveau de la biologie du cerveau[6].

▪ *Les solutions au plan alimentaire en cas de MCS, fibromyalgie et fatigue chronique*

Les données concernant ces maladies ou ces troubles étant encore parcellaires au plan alimentaire, nos conseils sont issus de l'observation, de l'analyse clinique et de la prise en compte des témoignages des personnes qui en sont atteintes.

Aliments sans produits chimiques

Il est frappant d'observer que de nombreuses personnes ayant une hypersensibilité chimique ressentent la présence de résidus de pesticides en concentration très faible, c'est-à-dire à des doses légales dans les aliments. Ainsi, des fruits et légumes, pourtant largement préconisés dans le cadre d'une alimentation équilibrée, peuvent ne pas être supportés. D'où la nécessité impérieuse de manger bio. Mais attention, il est parfois difficile de manger exclusivement bio.

Malheureusement il est très compliqué d'éliminer totalement certains éléments chimiques de son environnement et de son alimentation. Les causes en sont diverses : cultures bio pas assez éloignées des cultures conventionnelles, utilisation de moyens de transport communs pour les produits bio ou pas, parfois aussi de mêmes machines de transformation, sans parler du faux bio qui circule... L'idéal est de bien connaître son marchand de légumes, de fruits, son boucher... et encore mieux de s'approvisionner directement chez les producteurs et de se faire livrer.

Un exemple parmi d'autres : une personne atteinte de MCS a observé qu'elle avait des maux de ventre en consommant certaines confitures non-bio ; l'interprétation possible est que cette personne ayant une hypersensibilité fait une réaction à la concentration en résidus de pesticides présents dans la pectine des fruits ou aux additifs alimentaires.

Augmenter l'apport en antioxydants d'origine alimentaire

Les principaux antioxydants alimentaires sont :

- *La vitamine C.* On la trouve tout simplement dans les agrumes et les fruits et légumes crus.
- *La vitamine E.* Elle est présente dans les huiles végétales, notamment d'olive, noix, colza. L'huile de tournesol en a de fortes concentrations mais elle contient également beaucoup d'acides gras oméga-6, ce qui en limite l'intérêt. Les recommandations sont en effet de réduire les apports en acides gras oméga-6 et de favoriser la consommation des acides gras oméga-3 contenus dans des huiles comme celles de noix ou de colza. Quant à l'huile d'olive, en plus de la vitamine E, elle contient aussi de l'oléuropéine à activité antioxydante. Une mention particulière doit être faite au kiwi qui est riche en vitamine C et contient dans ses petits grains noirs de la vitamine E. Allier l'absorption de ces deux substances est très judicieux.
- *Les flavonoïdes*, également appelés *polyphénols.* Ceux du thé, des oignons, des brocolis et des pommes ont des vertus protectrices.
- *Le sélénium.* Il a une action essentielle dans toutes les réactions antioxydantes de l'organisme. On en trouve dans les végétaux (riz, haricots blancs...) en concentrations variables selon la composition des sols mais aussi dans les poissons comme la lotte, le saumon, le cabillaud, et dans les œufs. Une alimentation suffisamment équilibrée doit apporter le sélénium dont l'organisme a besoin.

• *Les caroténoïdes.* Il s'agit de composés qui donnent leur couleur à divers végétaux : carotte, tomate... mais ils sont aussi présents dans les légumes verts (bien que masqués par la chlorophylle), comme les épinards.

La place des compléments alimentaires (association de vitamines et minéraux) n'est pas encore clairement définie et surtout leurs compositions très variables en termes de qualité. Des doutes légitimes existent quant à leurs modes de fabrication souvent issus de la chimie de synthèse pour ceux provenant d'Asie, avec notamment l'utilisation de certains solvants.

Avoir une alimentation fade

Cela peut certes surprendre, mais les odeurs trop prononcées sont souvent mal tolérées en cas de MCS, bien que la caractéristique des MCS soit la réaction aux produits chimiques et non spécifiquement aux odeurs, car ce ne sont pas les récepteurs olfactifs qui sont activés. Certains migraineux ont comme facteur déclenchant des odeurs particulières ; la caféine les calme dans un certain nombre de cas. Les épices, dont le poivre, mais aussi la vanille, sont à éliminer de l'alimentation, du moins pour ceux qui y sont intolérants, ainsi que le fenouil. De nombreux produits de type additifs alimentaires pouvant provoquer des intolérances ou des allergies sont à éviter (le sulfite E224, le E535 ou ferrocyanure qui est un anti-agglomérant par exemple). Il faut savoir analyser soi-même ce qu'il convient de ne plus consommer – ce qui n'est pas toujours simple – en ayant à l'esprit qu'il est indispensable de ne pas pécher par excès car tout déséquilibre nutritionnel est préjudiciable à la santé et au bien-être.

Limiter la consommation de gluten (ne concerne que les MCS)

L'excès de consommation de gluten aurait des effets inattendus ; il semble pouvoir augmenter l'activation de récepteurs spécifiques du cerveaux (les NMDA, voir note 2 p. 367). Cela reste à confirmer mais il convient de limiter, voire de supprimer de l'alimentation, les produits à base de blé, seigle, orge et avoine (pain, pâte, semoule...).

Prudence avec le glutamate monosodique, additif E621

Le glutamate monosodique, comme tous les glutamates E620 à E650, est un exhausteur du goût. Au-delà des allergies qu'il peut provoquer, il existe différents effets secondaires, comme celui de ralentir la vidange gastrique et, dans le cas des MCS, il semble qu'il faille observer une certaine prudence de consommation. Des études sont à poursuivre mais il pourrait engendrer des réactions d'hypersensibilité en agissant sur les récepteurs NMDA.

En plus des contraintes alimentaires, il est bien sûr indispensable d'éliminer l'usage de solvants (produits d'entretien, désodorisants, cosmétiques...) et de toujours bien aérer l'intérieur de sa maison ou de son appartement en évitant l'achat de meubles ayant été collés ou étant susceptibles de dégager des substances comme le formaldéhyde.

Éviter certaines expositions

L'hypothèse d'une hypersensibilité, ou d'intolérance aux odeurs est aussi émise. Elle surviendrait après de faibles expositions à des solvants, peintures, colles, résines, cosmétiques divers mais aussi produits de nettoyage, fumées, carburants...

▪ *Lorsque la génétique s'en mêle*

Des gènes sont impliqués dans la métabolisation, c'est-à-dire dans le devenir dans l'organisme des agents chimiques absorbés, notamment par voie alimentaire. Il a été démontré que les gènes programmateurs de cette détoxification (six ont été identifiés) n'ont pas la même influence d'une personne à l'autre. Autrement dit, en fonction de leur patrimoine génétique, certaines d'entre elles sont plus vulnérables que d'autres à différents agents chimiques.

À savoir

Il a été très clairement démontré que l'environnement chimique peut aussi modifier l'expression des gènes : c'est le phénomène dit épigénétique. Ainsi l'exposition aux agents chimiques multiples et à divers facteurs environnementaux a un impact sur la santé, pouvant engendrer de multiples troubles et maladies. Un des problèmes majeurs est que ces modifications peuvent se transmettre (voir p. 75). Ces données-là sont à intégrer d'urgence de façon plus précise dans l'arsenal d'analyses des produits chimiques des toxicologues. L'évolution de la santé de l'espèce humaine à moyen terme en dépend.

L'impact de la chimie sur la santé de l'homme a été largement sous-estimé. La planète est devenue le déversoir de multiples substances chimiques sans que des précautions soient prises ; nous avons agi comme l'homme du Moyen Âge qui vidait son pot de chambre dans la rue et diffusait ainsi de multiples microbes. Il aura fallu attendre Pasteur pour développer les notions d'hygiène. Agissons collectivement pour mieux réguler la chimie industrielle avant que les effets, qui ne s'expriment souvent qu'à moyen et long terme, ne soient irrémédiables.

4

Les excès de chimie dans l'assiette. Des informations plus précises pour le consommateur : le droit de savoir !

▪ *Un petit repas bien banal en apparence*

Analysons ensemble ce que vous pouvez absorber lors d'un repas, au cours d'un déjeuner notamment, somme toute assez banal pour une personne d'une trentaine d'années, vite préparé :
– jambon avec morceau de pain (pain emballé) ;
– un quart de pizza ;
– une pomme ;
– un petit biscuit type tartelette au chocolat ;
– trois petits bonbons, un à deux chewing-gums dans l'après-midi.

Si vous prenez un tel repas, vous ingurgiterez pas moins de vingt-deux additifs alimentaires ajoutés. Si, en plus, vous buvez un soda ou un jus industriel, vous alourdissez la charge en additifs chimiques à cause de la présence de divers colorants, arômes de synthèse, édulcorants présents dans nombre d'entre eux. Buvez tout simplement de l'eau, celle du robinet ou en bouteille de verre.

En peu de temps, vous absorberez au moins une fois ces additifs :

E451	E415	E472	E104	E141
E450	E316	E1414	E124	E171
E621	E250	E325	E129	
E407	E320	E301	E102	
E410	E471	E252		

Tous ces additifs ne sont certes pas à considérer de la même manière, mais quel est l'impact de ce cocktail sur votre santé ?

Pour les additifs alimentaires chimiques et autres composés ajoutés, s'il a été défini, au plan de la toxicité, des doses journalières admissibles à ne pas dépasser, celles-ci ne prennent pas en considération la vulnérabilité individuelle et l'hypersensibilité à ces substances chimiques qui dépendent du patrimoine génétique, et – insistons encore sur ce point – des effets d'association cumulée.

▪ *De la chimie partout*

Les arômes

Jamais l'homme n'avait été soumis à une telle exposition aux produits chimiques ; il a su s'en passer pendant vingt siècles, plus maintenant !

Pour donner du goût aux aliments industriels bien fades, les fabricants font un usage excessif de multiples arômes. Voici la liste des solvants d'extraction utilisés pour leur fabrication :

Propane
Butane
Acétate d'éthyle
Éthanol
Anhydride carbonique
Acétone
Méthanol
Propanol-2
Éther diéthylique
Hexane*
Cyclohexane
Acétate de méthyle
Butanol-1
Butanol-2
Méthyl-éthyl-cétone*
Dichlorométhane
Propanol-1
1,1,1,2-tétrafluoroéthane

* L'utilisation combinée des deux solvants est interdite.

Des teneurs maximales en résidus de produits sont définies, mais sont-elles réellement respectées, et que se passe-t-il lorsque plusieurs arômes sont associés ?

▪ *Une maîtrise suffisante de la technologie alimentaire ?*

A-t-on une maîtrise suffisante de la technologie de transformation des aliments ? On peut avoir des doutes légitimes. Prenons deux exemples concrets : les pains industriels et les bonbons.

Dans le pain, actuellement, on ajoute de multiples additifs, surtout dans les pains industriels. Ainsi, par exemple, les mono et diglycérides d'acides gras (E471, E472) sont utilisés pour augmenter le volume des pains, mais ils ont tendance à en dénaturer le goût. Du coup, on utilise d'autres composés, chimiques bien sûr, pour compenser et « améliorer » le goût ! Quant aux propionates utilisés (E281, E282, E283), ce sont des fongicides employés pour lutter contre les moisissures dans les pains emballés. Le problème est qu'ils entraînent la présence d'odeurs désagréables à l'ouverture de l'emballage. Cela se produit surtout s'ils sont utilisés en excès, d'où la tentation ou la nécessité de mettre encore d'autres composés chimiques, par précaution, pour en corriger les effets indésirables.

Il faut bien comprendre que chaque produit chimique ajouté aux aliments pour les faire gonfler, les rendre plus attractifs visuellement, leur donner une texture et une odeur agréables, ont leurs inconvénients, ne serait-ce qu'en terme d'allergie. La technologie actuelle, de plus en plus sophistiquée, n'est pas toujours bien maîtrisée, d'où des risques d'emplois abusifs de composés chimiques pour compenser. C'est sans fin et fort mal évalué au plan sanitaire.

En avril 2009, la DGCCRF (Direction générale de la concurrence, de la consommation et de la répression des fraudes) annonçait que dans plus de 40 % des cas « les fabricants de produits de confiserie français et étrangers ne maîtrisent pas parfaitement l'emploi des colorants artificiels ». Surprenant et inquiétant ! Le syndicat des fabricants se déclarait « étonné ». Pour ma part, interrogé par la presse[1], je faisais remarquer à l'analyse du rapport que « dans deux tiers des cas, la non-conformité concerne seulement un problème lié à l'étiquetage : non-mention sur l'emballage de certains colorants trouvés à l'analyse, ou absence dans le produit analysé de colorants mentionnés ».

Cette situation est anormale, elle est la conséquence directe de l'abus d'utilisation des additifs alimentaires. On arrive parfois à un tel degré d'emploi de produits chimiques dans l'alimentation qu'il est de plus en plus difficile de maîtriser correctement l'ensemble des procédés de fabrication.

De surcroît, l'emploi de nouvelles technologies, comme celle qui fait intervenir les nanoparticules (particules d'un milliardième de mètre), induit l'apparition de risques toxiques inédits. Ainsi les scientifiques du Southmead Hospital (Bristol) indiquent-ils : « Nous avons montré que les nanoparticules peuvent endommager l'ADN et les chromosomes à travers une barrière (cellulaire) intacte... les lésions sont dues à un nouveau mécanisme. » Ce point met en évidence le décalage qui existe entre la recherche et ses applications. La précipitation avec laquelle les industriels ont utilisé les nanoparticules à grande échelle, grâce à une réglementation encore inadaptée, est peu compatible avec un souci de sécurité au plan sanitaire par rapport à ce que le consommateur est en droit d'attendre. Il existe un manque évident d'évaluation quant aux conséquences de l'usage intensif des nanoparticules, sur la santé d'une part, mais aussi sur l'environnement. Que deviennent ces nouveaux objets invisibles créés dans des laboratoires et que la nature n'attendait pas ? Les physiciens des nanoparticules en sont, eux-mêmes, parfaitement conscients et ils ont eu l'occasion de me dire qu'ils déploraient que les applications industrielles fassent fi d'une évaluation santé insuffisante et désapprouvaient que la recherche en sciences fondamentales soit ainsi aussi facilement détournée en faveur de purs profits. Il ne s'agit pas d'opposer le progrès au principe de précaution mais de bien évaluer la toxicité de ces nouveaux composés ; c'est du simple bon sens. Voilà qui est exprimé très clairement par des physiciens comme Louis Laurent pour qui, très justement, « nous devons acquérir une connaissance précise des risques ».

Par leur façon de procéder, les industriels provoquent une vraie problématique sociétale, à l'instar de ce qui s'est passé pour les OGM. Nous sommes face à une possibilité de rejet massif d'une technologie qui, dans bien des cas, pourrait pourtant rendre d'importants services, notamment dans les traitements des cancers, en ciblant exactement les parties des tissus à traiter. D'où l'importance d'une approche adaptée, progressive, transparente et non anxiogène de l'utilisation de nouvelles technologies comme les nanotechnologies.

Il est bien évident qu'avec les perturbateurs endocriniens, les nanotechnologies et la chimie contemporaine, on a changé de paradigme, comme cela est souligné par le réseau Environnement-Santé. On ne peut plus raisonner en terme de toxicologie comme dans les années 1970 ; or, bien des raisonnements en terme d'évaluation de risque, lorsqu'ils se font, le sont à partir de schémas dépassés. Les freins à la mise au jour de cette réalité sont aussi en rapport avec le comportement de certains scientifiques qui défendent des intérêts industriels, directement ou indirectement, parce qu'ils ont des liens avec les industries, ce qui est pudiquement appelé conflits d'intérêts. Il n'est pas inutile que des chercheurs comme Ariel Lindner[2] rappellent que « l'éthique fait partie intégrante de la démarche scientifique » ; malheureusement, cette maxime n'est pas toujours respectée.

▪ *Le droit pour le consommateur d'avoir accès à des informations plus précises*

> Dix mesures peuvent être
> prises immédiatement, ne rien coûter
> à la collectivité, et peu aux industriels

Il est indispensable pour les produits alimentaires transformés :

- Que la concentration des différents additifs chimiques alimentaires ajoutés aux produits transformés soit connue de tous. Qu'obligation soit faite pour les fabricants de mentionner sur leurs sites Internet des informations complètes ainsi que d'indiquer sur les étiquettes un numéro gratuit délivrant ces informations. Cela permettra un meilleur contrôle des produits et des comparaisons utiles pour les consommateurs par le biais notamment des associations et des journaux de consommateurs.
- Que soit mentionnée la concentration des différents composés issus de la cuisson, acrylamide bien sûr, mais aussi l'ensemble des composés hydrocarbures

aromatiques polycycliques et amines hétérocycliques qui sont reconnus comme mutagènes et cancérogènes. Il devrait en être de même des différents produits de dégradation issus, par exemple, de l'usage du chlore comme désinfectant, notamment pour l'eau (certains produits de dégradation peuvent être plus toxiques que la molécule d'origine).

- Que la concentration des différents nutriments (sucre, produits gras, protéines) soit clairement indiquée ou accessible, et pas uniquement dans certaines situations, comme actuellement en cas d'allégations nutritionnelles.
- Que la concentration en sel soit clairement indiquée et ne pas utiliser le subterfuge constituant à mentionner uniquement le sodium (1 g de sodium équivaut à 2,5 g de sel).
- Que soit disponible une information précise, sous forme de fiche détachable, des produits allergisants à proximité immédiate de tous les produits vendus en vrac (denrées non préemballées).
- Que la liste de tous les ingrédients d'un produit soit clairement visible sur l'étiquette sans aucune dérogation possible. Supprimer par exemple dans la réglementation européenne l'étiquetage non obligatoire des ingrédients « utilisés à de faibles doses aux fins de l'aromatisation », notamment dans les boissons. La notion de faible dose est imprécise : un produit même à « faible » dose peut être délétère (allergies...).
- Que soient supprimées des informations ambiguës, voire trompeuses. Un produit est dit « allégé en sucre » ou light lorsqu'il contient 25 % de sucre en moins que le produit standard. Mais cette notion de produit standard

est très floue et des industriels peuvent surcharger le produit de base pour chercher à mieux vendre le produit « allégé » qui peut être plus concentré en sucre ou en calories qu'un produit concurrent non allégé !

• Que des informations sur l'emballage et les encres utilisées soient accessibles, notamment concernant la présence et la concentration en bisphénol A, informations nécessaires à la fois pour la santé et le devenir des produits au niveau de la planète.

• Que les mentions réglementées « pur, campagne, artisanal... » soient mieux encadrées en termes d'ingrédients. En effet, avec de telles mentions, le consommateur peut considérer avoir une garantie de qualité supplémentaire alors que les produits peuvent contenir beaucoup de matières grasses pas nécessairement recommandables (huile de palme en excès...), des résidus de pesticides, de nombreux additifs.

Les mentions actuelles sont :

– « Pur » : terme utilisable pour certains produits (pur jus, pur porc...) ;
– « Campagne », « fermier », « paysan » : termes attestant le caractère fermier lié à l'exploitation agricole ;
– « Artisanal » : produit qui doit être fabriqué par un artisan inscrit au registre des métiers ;
– « Maison » ou « fait maison » : produit préparé de manière non industrielle, sur le lieu de vente ;
– « À l'ancienne », « traditionnel » : produit fabriqué uniquement selon des usages anciens répertoriés, sans additifs ;
– « Naturel » : produit non transformé, non traité, tel qu'on le trouve à l'état naturel ;

– « Du terroir » : terme faisant référence à l'utilisation de matières premières obtenues à partir de procédés de fabrication, issues d'une aire géographique restreinte.

Des produits alimentaires aux dénominations flatteuses et attractives peuvent ne pas être exempts d'étonnants composés. Prenons l'exemple d'un sorbet de fabrication « artisanale », annoncé comme « sans colorant ». Il contient, en fait, de multiples additifs, mais aussi de la « gélatine » (sans autre explication, il s'agit en général de gélatine de porc fabriquée à partir d'oreilles, de couenne...), des « sulfites », additifs présents en excès dans de trop nombreux produits industriels, mais aussi du « bœuf », oui vous avez bien lu, du bœuf, dans une glace à l'abricot !

• Que figure clairement la mention explicite de l'origine des produits. Ne plus méconnaître que les haricots verts « transformés en France » viennent en réalité de Chine par exemple. Faire en sorte que l'origine de tous les ingrédients des conserves et des différents plats cuisinés transformés soit indiquée.

Pour le droit légitime de savoir ce que l'on mange, ces mesures non coûteuses peuvent être prises immédiatement, par respect pour les consommateurs et leur santé.

D'autres actions, celles-là plus coûteuses, sont aussi à réaliser de façon urgente, et en particulier l'analyse des effets des cocktails chimiques d'additifs et de pesticides. Les études doivent être menées par les pouvoirs publics (l'Afssa – Agence française de sécurité sanitaire des aliments) en se partageant le travail de façon concertée au niveau des différents pays de l'Europe. Il faut aussi, si l'on veut prendre de vraies mesures de prévention face au surpoids, à l'obésité, au diabète, aux cancers, procéder à une révision encadrée de ce que devrait être l'alimentation industrielle. Même si certaines industries agroalimentaires évoluent dans le bon sens, c'est-à-dire anticipent une réglementation à l'avenir mieux adaptée (suppression des acides gras trans par transformation industrielle, exclusion de certains additifs suspects et inutiles, meilleure maîtrise des processus de cuisson...), il est indispensable de définir dès aujourd'hui une nouvelle approche de l'alimentation industrielle. Elle ne peut se faire qu'avec les associations de consommateurs, des médecins et scientifiques non dépendants des grands groupes industriels, en concertation, bien sûr, avec les industriels eux-mêmes. Ce ne sont pas aux marketeurs des grands groupes privés, aidés par des agences de communication, de décider de ce qu'il y aura demain dans nos assiettes.

Revenons en détail sur la composition en termes d'additifs chimiques et matières grasses de ce repas bien anodin : jambon, pain, pizza, pomme et biscuit.

Une tranche d'épaule cuite standard

Aspect jambon, au coût un peu moindre découennée et dégraissée

Stabilisants : E450, E451 Groupe de phosphates ; une récente étude sur l'animal montre le risque potentiel de cancer du poumon pour la consommation des phosphates inorganiques utilisés comme additifs alimentaires*.

Exhausteur de goût : E621 Glutamate de sodium ; interaction avec d'autres additifs non connue.

Gélifiants : E407, E410, E415 Des algues, de la farine de caroube, des gommes comme épaississants. Au-delà de la modification de la texture, ces additifs ont tendance à alourdir le produit et à retenir l'eau. En quantité importante, ils peuvent limiter l'absorption des éléments minéraux présents dans les aliments.

Arômes Arômes de synthèse au goût jambon ; la présence d'arômes naturels est généralement indiquée. Le produit transformé est tellement fade qu'il faut ajouter des arômes !

Anti-oxygène : E316 Antioxydant de synthèse : doute sur le fait que ce produit pourrait limiter l'absorption de la vitamine C.

Conservateur : E250 Nitrite, à éviter à hautes doses ; les concentrations ne sont pas mentionnées.

Sel Concentrations non mentionnées ; le sel en excès favorise l'apparition des cancers de l'estomac et des maladies cardio-vasculaires.

Sirop de glucose de blé, dextrose de blé, saccharose Du sucre dans la viande.

* Étude à confirmer par d'autres mais il est sage d'être prudent.

Ce produit est dans un emballage plastique (deux tranches pour deux tranches de plastique !) avec la présence éventuelle de bisphénol A, de phtalate pouvant passer en partie dans les aliments ; et que dire du devenir de ces déchets imparfaitement recyclés au niveau de la planète ?

Est-ce une façon raisonnable, raisonnée et à haute valeur environnementale, pour reprendre une terminologie actuelle, que de conserver la viande de porc de cette manière ?

Un peu de pain

Pain industriel

Farine de froment, eau, sucre, levure et :

Sel Concentration non mentionnée, effet délétère de l'excès de sel.
Émulsifiants : E471, E472 Issus d'acides gras utilisés comme agents d'enrobage moussant, émulsifiant.
Alcool éthylique Bonne idée dans le pain !
Huile végétale, graisses végétales (hydrogénées) Nature non précisée, huile de palme ?

Chacun de ces petits pains, comme la majorité des pains industriels, contient environ 1 cuillère à café de matière grasse, ce qui est beaucoup, car une des caractéristiques du pain traditionnel est justement de ne pas en contenir ou en quantité très faible. Nous avons choisi un pain sans trop d'additifs, mais il en existe avec de multiples produits ajoutés de façon insensée.

Un quart de pizza

Pizza jambon fromage

Garniture

- Sauce tomate : purée de tomate mi-réduite – eau – amidon transformé de pomme de terre – huile d'olive – arômes naturels – ail – basilic et origan en poudre ;
- Emmental : 18,1 % ;
- Mozarella : 5,8 %.

E1414 Ce sont des phosphates (voir précédemment).
Sucre Concentration non mentionnée.
Sel Concentration non mentionnée.

Jambon cuit standard

Sel Quantité non mentionnée.
Acidifiant : E325 Origine non-mentionnée, naturel, synthétique, issu d'OGM ?
Protéines de sang Cela met en appétit !
Arômes De synthèse au goût jambon.
Stabilisants : E451, E450 Phosphates.
Lactose Sucre du lait dans le jambon !
Sirop de glucose, dextrose de pomme de terre et de blé Décidément, le sucre est un élément indispensable, semble-t-il, pour le jambon !
Conservateurs :
E301 Ascorbate de sodium de synthèse.
E252 Nitrate de potassium, concentration non-mentionnée, pourtant à éviter en excès.
E250 Nitrite de sodium, *idem.*

Pour la pâte, nous avons relevé la présence de

farine de blé – eau – huile de colza – poudre à lever (E500) – sel – levain 0,8 % (levure – farine de seigle – farine de blé malté – stabilisant E415) – sucre – levure.

Une pomme

Pomme achetée en vrac

On ne sait rien de ses traitements. En agriculture conventionnelle, on peut utiliser plus de vingt produits différents ! et stocker les pommes sur plusieurs années. Est-ce une pomme de l'année ? Aucune indication !

Une tartelette au chocolat

Biscuit : farine de blé, noix de coco râpée, œufs pasteurisés, protéines de lait, lait écrémé en poudre.

Matière grasse végétale raffinée La nature des matières grasses n'est pas mentionnée.
Sucre, sirop de glucose La concentration est inconnue.
Sel La concentration n'est pas indiquée.
Poudres à lever. Carbonates d'ammonium, de sodium, et phosphate de calcium Le nom de code des additifs n'est pas toujours mentionné, probablement pour faire moins peur. Il s'agit ici des E503, E500 et E341.
Arômes Arômes de synthèse pour donner au biscuit le goût de biscuit !

Nappage au chocolat et aux noisettes (pâte de noisette 8,5 %) : Sucre, cacao en poudre, lacto-sérum en poudre, pâte de cacao, chocolat avec ajout de :

Matière grasse végétale partiellement hydrogénée Ce sont des acides gras trans ; la concentration n'est pas indiquée. Pourtant ce sont des produits à éviter pour leurs effets négatifs sur le cœur et qui pourraient favoriser, pour certains, l'apparition de cancer.

Émulsifiant : lécithine de soja E322 produit pouvant provoquer des allergies.

Arômes Arômes de synthèse avec goût de chocolat.

Peut contenir des traces de fruits à coque.

Si vous terminez en plus par ces trois petits bonbons rouges, vous absorberez une « confiserie gélifiée fantaisie » contenant sucre, sirop de glucose, gélatine (de porc très probablement), des acidifiants divers, des arômes de synthèse et colorants, notamment E104, E124, E129 considérés comme devant faire l'objet d'études complémentaires.

Pour l'après-midi

Chewing-gum

Chewing-gum sans sucre

Édulcorants : isomalt, sorbitol, mannitol, aspartame, acésulfame K Conséquence des associations d'édulcorants inconnue. Nouvelle étude de toxicologie en cours. Aspartame contre-indiqué en cas de phénylcétonurie.

Arômes menthol Arômes de synthèse.

Antioxygène BHA Le BHA E320 est « cancérogène possible pour les humains »...

Colorants : E102, E141, E171 E102 considéré comme suspect ; le E171 est du dioxyde de titane.

Il y a aussi dans ces chewing-gums de la lécithine de soja, de la gomme épaississant arabique, des humectants glycérol, des agents d'enrobage...

Impressionnant ! Mais il est cependant possible d'agir individuellement pour éviter de soumettre votre organisme à toutes ces substances artificielles en choisissant mieux vos produits par la lecture des étiquettes.

SECONDE PARTIE

Dans cette partie, vous trouverez des conseils alimentaires précis pour réduire divers troubles ou maladies. Ils sont la synthèse de différents travaux scientifiques internationaux, présentés de façon à être facilement mis en pratique. Ils sont aussi issus d'une pratique quotidienne à l'hôpital et en clinique.

À vous d'appliquer ces recommandations, en fonction de vos origines régionales, culturelles et de vos goûts.

Ces repères vous permettront d'améliorer votre santé.

Mesures alimentaires générales, quel que soit le trouble ou la maladie

Viennoiseries, pâtisseries et sucreries	À fortement limiter.
Biscuits sucrés	On y trouve souvent des teneurs en gras et en sucre élevées (suivant les marques). Supprimer ceux à base de matière grasse « partiellement hydrogénée » ou acides gras trans et ceux contenant de l'huile de palme (délétère pour la santé si prise en excès + déforestation préjudiciable) ou également ceux portant des indications insuffisantes, type « matières grasses végétales » sans autres explications.
Viennoiseries (croissants, pâtisseries diverses...)	Souvent vendus en vrac que ce soit pour les produits artisanaux ou industriels. La qualité et la quantité des matières grasses et du sucre ne sont pas mentionnées. À ne consommer que très occasionnellement.
Sucre et sucreries	À limiter. Excès de consommation de sucre ; le plus souvent, il s'agit de sucre caché (75 %). Choix du sucre en morceaux ou en poudre, de préférence cassonade, moins raffinée, au goût plus corsé, d'où possibilité de moindre consommation.
Chocolat et dérivés	À limiter à deux carrés par jour avec plus de 70 % de cacao.

Matière grasse	Toutes les huiles ont la même teneur en calories et sont des mélanges en proportion variable des différents types d'acides gras (saturés, monosaturés ou oméga-9, polyinsaturés oméga-3-oméga-6). Huile à ne choisir que dans des bouteilles en verre.
Huile de colza, de noix	À privilégier en priorité (apport en acides gras oméga-3) surtout en assaisonnement.
Huile d'olive	À la fois pour la cuisson et l'assaisonnement. Choisir les premières pressions à froid extra vierges.
Huile de tournesol, de pépin de raisin, de sésame	À limiter (apport excessif en acides gras oméga-6).
Huile de palme, de coprah	À supprimer (excès néfaste pour la santé et nécessité de préserver les écosystèmes).
Beurre	En petite quantité, 10 grammes par jour en moyenne.
Margarine	Ne pas prendre de margarines contenant plus de 1 % d'« acides gras AG trans » ou « partiellement hydrogénés » (si pas d'indication de concentration, méfiance). Éviter toutes celles contenant des additifs chimiques.
Boissons	L'eau est la seule boisson dont le corps a besoin.
Eau	À privilégier en toutes circonstances.
Sodas	À très fortement limiter. Aucun intérêt nutritionnel. Peuvent favoriser les troubles du comportement alimentaire.

Jus de fruits industriels	Multiple variabilité des produits, souvent fort concentrés en sucre. Lire les étiquettes : 5 g de glucide équivaut à peu près à un morceau de sucre.
Bière, vin, cidre	Occasionnellement.
Alcools « forts »	Très occasionnellement.
Thé, café	Sans excès.
Produits allégés (light)	Que ce soit pour les aliments solides ou liquides, ils sont sans intérêt démontré (voir p. 36) et peuvent même faire grossir ! Tout juste peut-on préconiser du lait demi-écrémé pour des raisons de tolérance digestive.
Pizza, quiche, sandwich	Grande variabilité des produits. Tous ceux faits maison avec de bons produits et sans ajout de matière grasse peuvent être consommés en quantité raisonnable. Quant aux produits industriels étiquetés et traiteurs non étiquetés, il y a souvent un ajout inconsidéré de matière grasse, généralement de piètre qualité, de colorants, de conservateurs et d'autres additifs alimentaires et aussi du sel en excès.
Apéritifs Biscuits secs salés et assimilés	Teneur en sel, en gras et apport énergétique le plus souvent excessif.
Cacahuètes et autres graines salées	*Idem.*
Autres : fruits secs	À privilégier, ainsi que les petits légumes frais.

Contaminants et excès de chimie dans l'assiette	Pas plus de 3 additifs alimentaires (colorants, conservateurs...). Mesure arbitraire mais permettant de limiter l'exposition aux additifs. Pas de bisphénol A. Plastiques alimentaires pouvant en contenir : codes 3,6 ou 7 dans un triangle en surimpression. Pas de PFOA (perfluoré) un des antiadhésifs des poêles (mesure de précaution).

▪ *Cuissons recommandées*

Pour les viandes et les poissons

- Au four ;
- À la vapeur, en papillote (volaille, poisson) ;
- Au court-bouillon ;
- À la poêle (avec un peu de matière grasse). Attention aux poêles avec revêtement antiadhésif (voir p. 87) ;
- Au micro-ondes ;
- À l'autocuiseur.

Pour les légumes et les féculents

- À la vapeur, à l'étouffée ;
- Au four ;
- À l'eau ;
- Au micro-ondes.

Pour les fruits

- Au four ;
- Pochés ;
- En compote.

Ne pas brûler les aliments (gril, broche occasionnellement), préférer les poêles, en utilisant un peu d'huile, ce qui évite le contact direct avec son revêtement. Pas de friture, ou très occasionnellement.

Les composés néoformés sont nombreux lors des cuisons vives :
- les produits de la réaction de Maillard,
- les amines hétérocycliques,
- les produits d'oxydation,
- les hydrocarbures aromatiques polycycliques.

Nombre de ces composés sont réputés potentiellement cancérogènes en fonction des quantités absorbées.

Place des plantes (médicinales) et des compléments alimentaires

Les plantes ont toujours été utilisées par les hommes pour se nourrir et se soigner. Il faut bien se rendre compte qu'il y a encore un siècle nos ancêtres consommaient environ quatre cents variétés de plantes différentes, surtout ceux qui vivaient en dehors des villes : des baies, des feuilles, des racines... Cette diversité garantissait *in fine* une réelle robustesse. De nos jours, la faible diversité alimentaire et les modes de transformation des aliments industriels ont appauvri la densité et le nombre de micronutriments (vitamines, éléments minéraux, polyphénols...) absorbés. D'où une vulnérabilité accrue de l'organisme à de nombreux troubles et maladies.

Consommer des plantes, notamment en buvant des tisanes spécialement conçues à votre intention dans le cadre de ce livre, ne pourra que vous être bénéfique. Quelques indications vous sont également données sur les plantes « tendance »: griffonia, centella, curcuma, shii-také...

La prudence s'impose dans le choix des compléments alimentaires (voir p. 107).

Alimentation en fonction des troubles et des maladies

▪ *Acné*

L'acné, qui touche à des degrés variables 80 % des adolescents, est due à des modifications hormonales. Les androgènes jouent un rôle important dans son développement. L'alimentation peut majorer l'acné si celle-ci est déséquilibrée par insuffisance de consommation de fruits et légumes, choix inapproprié de matières grasses et surtout excès de produits avec sucre ajouté. Quant à l'hygiène de la peau, si elle est indispensable, elle doit être bien menée : un excès de soins, notamment avec des savons décapants soufrés et acides, peut favoriser l'irritation de la peau ; il faut également être prudent et faire attention à ne pas utiliser trop de produits cosmétiques.

Principes du traitement nutritionnel	**Réduire très fortement la consommation des sucres** (sucres ajoutés dans les desserts lactés, les friandises diverses, les biscuits...) mais bien consommer au minimum deux fruits par jour. **Avoir une alimentation riche en zinc.** Tout déficit favorise le développement de l'acné et réduit surtout la vitesse de cicatrisation (voir *infra*).

	Réduire les apports en graisses dites « saturées » notamment présentes dans de nombreuses viennoiseries type croissants, pains au chocolat, biscuits et friandises, dont diverses barres chocolatées. **Éviter la *junk food*** à base de sodas, nuggets, hamburgers, qui favorise les apports en sucres ajoutés et les déséquilibres alimentaires. La consommation occasionnelle de hamburger devrait toujours être accompagnée de fruits et d'une crudité ou de salade.
Fruits et légumes	Indispensables. Au moins 2 fruits frais par jour et 2 portions de légumes frais crus ou de salade.
Frais, surgelés	À privilégier.
Conserves, plats préparés industriels, autres	Occasionnellement.
Fruits secs	Les amandes et les noisettes contiennent un peu de zinc.
Féculents	Régulièrement.
Légumes secs	Selon les envies.
Pommes de terre	Très occasionnellement sous forme de frites ou de chips, 1 à 2 fois par mois.
Céréales et dérivés (riz, pâtes, semoule...)	Ne pas en abuser à cause de la charge calorique. Toujours les associer à des légumes frais cuits.
Œufs	Ne pas dépasser 5 œufs par semaine.
Poissons	À privilégier.

Frais, surgelés	Environ 2 fois par semaine.
Panés, plats préparés industriels, autres...	Occasionnellement 1 à 2 fois par mois.
Crustacés, coquillages	Recommandés, surtout les huîtres (l'aliment le plus riche en zinc).
Viande et volaille	Les viandes maigres uniquement.
Fraîche, surgelée	En alternance avec le poisson. Apport en fer bien assimilable.
Plats préparés industriels	Pratiques mais le moins souvent possible.
Jambons cuit et cru	Sans gras.
Autres charcuteries (saucisse, saucisson, rillettes...)	À éviter.
Pain	Ne pas dépasser 120 g par jour, soit l'équivalent d'une demi-baguette. L'apport doit être modulé en fonction du degré d'activité sportive et de la faim.
Pain complet, multicéréale, de boulangerie	À privilégier, pour leur apport en zinc.
Pains fantaisie, industriels	Très occasionnellement.
Biscottes	Selon envie.
Produits laitiers	Régulièrement.
Lait	Selon tolérance.

Produits laitiers ultrafrais (yaourt, fromage blanc, faisselle…)	À privilégier, à chaque repas idéalement.
Fromages secs et salés	Ne pas dépasser les 60 g par jour (équivalent d'environ un quart de camembert) ; à privilégier le comté, le beaufort car assez riches en zinc.
Desserts lactés sucrés (flan, crème vanille…) Crème	Occasionnellement, 1 fois par semaine par exemple.
Boissons	L'excès de boissons à base de caféine limite l'assimilation du zinc. Ne pas prendre de sodas à la caféine, ou très occasionnellement au cours d'un anniversaire par exemple.
Autres aliments	Éviter de s'habituer au sel est un impératif ; cuisiner plutôt avec des herbes aromatiques.

Place des plantes

L'*aloe vera* (une espèce d'Aloes) améliore la cicatrisation, mais la plante phare utilisée traditionnellement en France est la bardane.

Place des compléments alimentaires

Rubozinc®, 1 le matin, 1 le soir par cure d'un mois tous les trois mois, selon avis du médecin traitant.

Acouphènes

Les acouphènes sont des perceptions auditives anormales permanentes (bourdonnements ou sifflements). D'intensité variable, elles peuvent devenir très handicapantes.

Si leur disparition est exceptionnelle, quel que soit le traitement (dans 5 à 7 % des cas), en revanche, il est possible d'en diminuer la sensation dans 70 % des cas par différentes méthodes, comme la réadaptation, la correction des troubles anxieux, le fait d'éviter dans la journée les ambiances trop silencieuses.

Une alimentation bien choisie et certaines plantes ont toute leur place pour aider à atténuer les symptômes à condition de ne pas en attendre de miracle.

Principes du traitement nutritionnel	**Favoriser une alimentation riche en calcium**, réputée avoir un effet calmant, légèrement sédatif, surtout associée à la caséine, d'où l'intérêt des produits laitiers. **Favoriser les produits contenant des acides gras oméga-3**. Cela aide à lutter contre le stress (poissons gras, huile de colza et de noix). **À éviter : café, thé et toutes les boissons à base de caféine.** Elles majorent la nervosité et l'excitabilité, d'où une moins bonne tolérance aux acouphènes.
Fruits et légumes	À consommer régulièrement. Idéalement 4 à 5 par jour.

Frais, surgelés	À privilégier.
Conserves, plats préparés industriels, autres	Le moins possible.
Fruits secs	À favoriser, 3 à 4 par jour.
Féculents	À favoriser mais en quantité raisonnable.
Légumes secs	Selon les goûts et la tolérance digestive.
Pommes de terre	En limitant l'ajout de matière grasse.
Céréales et dérivés (riz, pâtes, semoule...)	Régulièrement.
Œufs	3 à 5 par semaine.
Poissons	Tous les poissons gras (saumon, thon, maquereau, sardine, hareng).
Frais, surgelés	Idéalement 4 fois par semaine.
Panés, plats préparés industriels, autres...	Occasionnellement 1 fois par mois.
Crustacés, coquillages	Selon les envies.
Viande	Viandes maigres (voir p. 331).
Fraîche, surgelée	À privilégier.
Plats préparés industriels	Occasionnellement, le moins souvent possible. 2 fois par mois
Jambons, cuit et cru	Sans gras.
Autres charcuteries (saucisse, saucisson, rillettes...)	À limiter à 1 fois par mois par exemple.

Pain complet, multicéréale, de boulangerie	Pain au lin pour l'apport en acides gras oméga-3.
Pains fantaisie, industriels	À éviter.
Biscottes	Selon les envies.
Produits laitiers	À privilégier.
Lait	Selon la tolérance digestive.
Produits laitiers ultrafrais (yaourt, fromage blanc, faisselle...)	À chaque repas en alternance avec d'autres produits laitiers.
Fromages secs et salés	Quantité à moduler selon nécessité de contrôle du poids.
Desserts lactés sucrés (flan, crème vanille...) Crème	Occasionnellement, le moins souvent possible.
Boissons	Pas de boissons à base de caféine (café, cola, boisson « énergisante ») et apport limité en théine. Un bol de thé vert bio est néanmoins autorisé et il est conseillé de le prendre le matin à cause de son pouvoir antioxydant.

Un des moyens de réduire les acouphènes consiste également à réussir à modifier le traitement de l'information sensorielle par le cerveau. Les thérapies cognitivo-comportementales y contribuent. Quant à l'acupuncture, elle est surtout utile en cas de contractures associées des muscles du cou.

Place des plantes

Toutes les plantes qui favorisent l'oxygénation des tissus sont recommandées en cas d'acouphènes. Pour autant, il ne faut pas en attendre de miracle. Le ginkgo-biloba est la principale d'entre elles ; elle est contenue dans plusieurs médicaments comme le Tanakan®. Autres plantes utiles : mélisse, lavande, aubépine.

Il s'agit de plantes relaxantes permettant de réduire l'état de tension liée aux désagréments dus aux acouphènes.

Tisane
Ginkgo-biloba : 40 g
Mélisse : 30 g
Lavande : 30 g

Une demi-cuillère à soupe du mélange pour 1 bol. Porter à ébullition, retirer du feu, laisser infuser 10 minutes, filtrer et boire. 2 bols en moyenne par jour de cure.

▪ *Allergies alimentaires*

Le nombre de personnes allergiques a doublé en vingt ans et les allergies d'origine alimentaire y ont contribué. Pourquoi assiste-t-on à une telle augmentation des phénomènes allergiques ? Plusieurs causes peuvent être évoquées.

L'introduction de nouveaux aliments comme le kiwi, divers fruits exotiques, le soja, le lupin... et les réactions croisées s'ajoutent aux allergies bien connues avec certains aliments comme le lait, les œufs, l'arachide, les fruits à coque, le poisson, les crustacés. Cependant, l'allergie peut aussi être due à la présence de résidus de produits phytosanitaires ou de certains additifs alimentaires, au premier rang desquels se trouvent les sulfites E220 à E228 et des conservateurs fréquemment utilisés dans les plats transformés. Les cinq colorants considérés comme les plus allergisants sont des colorants de synthèse : E102 Tartrazine, E110 Jaune orangé, E124 Rouge cochenille, E127 Érythrosine, E131 Bleu patenté V.

Les OGM (organismes génétiquement modifiés) peuvent également entraîner des allergies. *A contrario*, il est technologiquement possible de rendre des plantes moins allergisantes si un allergène a été identifié. La présence d'OGM est indiquée sur l'étiquette des produits emballés (si elle est supérieure à 0,9 %). En revanche, aucune mention n'indique si les animaux ont été nourris avec des aliments issus de cultures OGM (soja, maïs...).

La pollution de l'air, l'usage de multiples substances chimiques peuvent aussi provoquer des allergies (solvants divers).

Quant à la « théorie hygiéniste », celle-ci considère que l'augmentation des désordres immunitaires à l'origine de nombreuses maladies comme l'asthme, la maladie de Crohn, le diabète insulinodépendant, la sclérose en plaques serait liée en partie à une moindre stimulation du système immunitaire, due à une diminution de contact avec les micro-organismes désormais moins présents, notamment dans les denrées alimentaires. Ainsi, un progrès indéniable (stérilisation, pasteurisation) posséderait son revers en modifiant l'immunorégulation et en augmentant la fréquence de certaines maladies.

Les manifestations des allergies alimentaires sont variées : urticaire, eczéma, douleurs digestives... mais aussi asthme. Heureusement, les chocs dits anaphylactiques liés à l'alimentation avec effondrement de la pression artérielle, qui constituent une urgence absolue, mettant en jeu le pronostic vital, sont rares (114 cas en 2008, l'arachide et les fruits secs à coque étant les plus souvent incriminés).

Les législateurs européens ont édicté un certain nombre de règles concernant l'étiquetage des produits alimentaires. La présence des ingrédients cités ci-dessous doit être systématiquement indiquée :

- Céréales contenant du gluten (à savoir blé, seigle, orge, avoine, épeautre, kamut, ou leurs souches hybridées), et produits à base de ces céréales ;
- Crustacés et produits à base de crustacés ;
- Œufs et produits à base d'œufs ;
- Poissons et produits à base de poissons ;
- Arachides et produits à base d'arachides ;
- Soja et produits à base de soja ;
- Lait et produits à base de lait (y compris le lactose) ;
- Fruits à coque, à savoir amandes (*Amygdalus communis L.*), noisettes (*Corylus avellana*), noix (*Juglans regia*), noix de cajou (*Anacardium occidentale*), noix de pécan (*Carya illinoiesis*), noix du Brésil (*Bertholletia excelsa*), pistaches (*Pistacia vera*), noix de macadamia et noix du Queensland (*Macadamia ternifolia*), et produits à base de ces fruits ;
- Céleri et produits à base de céleri ;
- Moutarde et produits à base de moutarde ;

- Graines de sésame et produits à base de graines de sésame ;
- Anhydride sulfureux et sulfites en concentration de plus de 10 mg/kg ou 10 mg/l exprimées en SO_2.

D'autres produits comme le lupin et les mollusques ont intégré cette liste qui n'est pas figée et est destinée à évoluer.

Les mentions sur les étiquettes de « présence possible de... », « peut contenir... » signifient que le produit en question peut être présent à l'état de trace. Cette indication, utilisée par les industriels pour se protéger, met parfois les personnes allergiques en grande difficulté dans leurs choix alimentaires.

L'intolérance alimentaire diffère de l'allergie, même si certaines réactions peuvent être proches, mais il n'y a jamais de risque vital. Elle peut être liée par exemple à une insuffisance en enzymes digestives, comme à un déficit en lactase pour l'intolérance au lactose. L'allergie est, quant à elle, provoquée par une protéine spécifique entraînant une chaîne de réactions immunologiques. Les conséquences de l'allergie peuvent être plus importantes que celles liées aux intolérances.

L'éviction de l'aliment en cause est de règle lorsque celui-ci est identifié (tests, analyse sanguine).

Bien lire les étiquettes alimentaires.

Allergie aux œufs

Exclure :

- Œuf,
- Blanc d'œuf,
- Jaune d'œuf,
- Protéine d'œuf,
- Protéine animale, sans autre précision,
- Liant protéique, sans autre précision,
- Ovalbumine,
- Ovotransférine,
- Ovomucoïde,
- Ovomucine,
- Lysozyme (E1105) d'œuf,
- Lécithine d'œuf (E322).

Allergie à l'arachide

Exclure :

- Huile d'arachide,
- Beurre de cacahuète,
- « Huile végétale ou graisses végétales, MGV » sans autre précision.

Par prudence, éliminer aussi les produits suivants :

- Noix,
- Noix de cajou,
- Noix de pécan,
- Noix du Brésil,
- Noix de macadamia,
- Noisette,
- Pistache,
- Amande,
- Pignon.

Ils peuvent avoir été conditionnés avec les mêmes machines que celles employées pour l'arachide ; il existe donc des risques de contaminations croisées.

Allergie au lait de vache

Exclure :

- Beurre,
- Caséinate,
- Caséine,
- Crème,
- Lactalbumine,
- *Lactis proteinum*,
- Lactoprotéine,
- Lactose,
- Lait,
- Margarine (sauf celle à base uniquement de produits végétaux),
- Protéine de lait,
- Protéine du lactosérum.

Allergie à la farine de blé

Exclure :

- Amidon,
- Amidon de blé purifié,
- Amidon modifié,
- Avoine,
- Blé,
- Épeautre,
- Froment,
- Gluten,
- Matières amylacées,
- Orge,
- Protéines de blé,
- Seigle.

Allergie au soja

Exclure :

- Protéines de soja,
- Protéines végétales.

Allergie aux fruits à coque

Exclure :

- Amande,
- Châtaigne,
- Noisette,
- Noix,
- Noix de cajou,
- Noix de macadamia et noix du Queensland,
- Noix de nangaille,
- Noix de pécan,
- Noix du Brésil,
- Pignon,
- Pistache.

Allergie aux fruits du groupe latex

Exclure (réactions croisées) :

- Avocat,
- Banane,
- Châtaigne (appelée aussi marron),
- Figue,
- Fruits de la passion,
- Kiwi,
- Poivron,
- Sarrasin.

Allergie aux ombellifères et à leurs composés

Exclure :

Ombellifères :

- Céleri-rave, branche, + sel de céleri,
- Carotte,
- Fenouil et graines de fenouil,
- Panais,
- Persil,
- Épices telles que curry, carvi, cumin, coriandre, cerfeuil, anis, aneth.

Composés :

- Endive,
- Laitue,
- Tournesol.

Allergie au sésame

Exclure :

- Sésame,
- Graine de sésame,
- Huile de sésame.

Allergie aux prunoïdés, rosacées

- Pêche,
- Prune,
- Abricot,
- Poire,
- Pomme,
- Fraise,
- Framboise,
- Noisette,
- Amande.

Aliments vendus en vrac ou en semi-vrac

Ils ne sont pas soumis aux mêmes règles d'étiquetage, d'où parfois des défauts d'information. Prudence donc !

Aliments de provenance étrangère

La mention des composés allergisants peut être écrite dans la langue d'origine de fabrication du produit, mais cela est rare car non réglementaire. En revanche les étiquettes sont parfois difficiles à déchiffrer, avec des caractères de 1,2 mm de hauteur, sur des fonds de couleurs variables.

Il ne faut pas exclure de façon excessive certains aliments car cela peut risquer de provoquer des déséquilibres alimentaires préjudiciables

Le PAI (projet d'accueil individualisé) permet aux parents ayant des enfants allergiques scolarisés de donner des consignes précises aux chefs d'établissement scolaire secondés dans ce cas, par le médecin scolaire. La liste des allergènes responsables d'allergies est connue et remise à l'établissement. Des plateaux-repas spécifiques peuvent être élaborés et la conduite à tenir en cas d'allergie est consignée.

▪ *Anesthésie*

L'amélioration des techniques anesthésiques a été considérable ces dernières années si bien que les risques de complication sont devenus minimes.

En cas d'anesthésie générale, il faut toujours respecter certaines règles au plan alimentaire, en pré- et post-opératoire.

Un jeûne d'au moins six heures

La règle générale

Être à jeun signifie ne pas avoir mangé ni bu durant les six heures précédant l'intervention chirurgicale. Il faut que l'estomac soit vide pour éviter tout reflux des éléments de l'estomac dans les poumons ce qui peut altérer la respiration et engendrer des infections.

Il faut aussi éviter tout phénomène d'hypersécrétion dans l'estomac pour limiter son contenu ; donc, ne pas mâcher de chewing-gum, ne pas sucer de bonbon, ne pas fumer non plus.

Les exceptions

La prise de médicaments peut être indispensable ; elle ne se fera toutefois qu'après en avoir informé l'anesthésiste et en ne prenant qu'une petite gorgée d'eau.

Parfois, les enfants ont du mal à patienter six heures. On peut alors autoriser la prise d'une quantité d'eau très modérée (quelques gorgées), d'un jus de fruit dilué type pomme ou raisin jusque trois heures avant l'intervention.

Les aliments à éviter depuis la veille

La veille d'une intervention chirurgicale, il faut éviter tous les produits gras qui ralentissent la vidange gastrique et ne pas prendre de boissons alcoolisées dans les douze heures qui précèdent l'intervention.

La reprise alimentaire

Elle doit se faire progressivement et être faible en quantité, au plan calorique, et peu grasse. Par ailleurs, les risques de nausées et de vomissements peuvent faire différer une reprise alimentaire. Les femmes sont statistiquement plus nauséeuses que les hommes au réveil. Le risque de nausées en post-opératoire est majoré lorsqu'il existe des antécédents de « mal des transports » (nausées survenant facilement en bateau, sur les routes en lacets...). La morphine, parfois utilisée pour soulager la douleur post-opératoire, peut également majorer les nausées.

Il faut que l'état dentaire soit satisfaisant. Toute dent branlante ou cariée doit être traitée avant l'anesthésie. Les dentiers amovibles doivent bien sûr être retirés.

L'optimisation de la préparation à l'anesthésie générale est indispensable et il est inutile de prendre des risques en ne respectant pas scrupuleusement les règles alimentaires.

▪ *Arthrose*

L'arthrose et son corollaire, les douleurs des articulations, touchent environ onze millions de Français. L'arthrose est une maladie du cartilage qui diffère d'une simple usure. Elle est due à une altération des éléments constitutifs du cartilage, notamment du collagène. Une alimentation adaptée aide à freiner son évolution.

Le lien entre surpoids et arthrose est bien établi pour les articulations dites « porteuses », c'est-à-dire les genoux, les hanches, le dos, mais le surpoids, à cause de ses phénomènes métaboliques associés, aggrave l'arthrose, quelle que soit la localisation articulaire, même celle des doigts.

Principes du traitement nutritionnel	**Avoir un apport suffisant en protéines** (poisson, œuf, viande maigre) pour préserver la masse musculaire et assurer une bonne mobilité des articulations. **Consommer des produits riches en acides gras oméga-3** qui participent à lutter contre les phénomènes inflammatoires : poissons dits « gras » et huiles végétales d'assaisonnement de colza ou de noix tous les jours, 2 cuillères à soupe en moyenne dans les salades et crudités. **Consommer des aliments concentrés en substances protectrices** de type antioxydants : thé vert, curry, mais aussi fruits et légumes crus. **Pour contrôler le poids**, éviter les produits gras, trop sucrés (sucre ajouté) souvent très présents dans les aliments transformés industriels.
Fruits et légumes	Nécessaires, 3 à 5 par jour selon les recommandations.
Frais, surgelés	À privilégier.
Conserves, plats préparés industriels, autres	À éviter selon la teneur en gras, sucre, conservateurs ajoutés.
Fruits secs	3 à 4 par jour.
Féculents	Au minimum, au cours de l'un des trois repas journaliers, en quantité raisonnable, car apport calorique assez important, ne pas dépasser 4 à 5 cuillères à soupe de féculents cuits par jour.

Légumes secs	Selon tolérance digestive.
Pommes de terre	Éviter les fritures.
Céréales et dérivés (riz, pâtes, semoule…)	À privilégier, surtout le riz.
Œufs	3 à 5 par semaine.
Poissons	Poissons riches en oméga-3 (maquereau, saumon, sardine, anchois, hareng) environ 2 fois par semaine.
Frais, surgelés	À privilégier.
Panés, plats préparés industriels, autres…	À éviter.
Crustacés, coquillages	Selon les envies.
Viande	Viandes maigres : 100 à 120 g, 3 à 4 fois par semaine.
Fraîche, surgelée	À privilégier.
Plats préparés industriels	À éviter.
Jambons, cuit et cru	Sans excès et débarrassés du gras.
Autres charcuteries (saucisse, saucisson, rillettes…)	Occasionnellement, 1 à 2 fois par mois en moyenne.
Pain	Ne pas dépasser environ 120 g par jour, soit l'équivalent d'une demi-baguette.
Pain complet, multicéréale de boulangerie	À privilégier.
Pains fantaisie, industriels	À supprimer car apport souvent excessif en matière grasse et en sucre ajouté.

Biscottes	Selon les envies en quantité raisonnable.
Produits laitiers	Maigres.
Lait	Selon tolérance.
Produits laitiers ultrafrais (yaourt, fromage blanc, faisselle...)	À privilégier.
Fromages secs et salés	Ne pas dépasser 30 g par jour à cause de la teneur non négligeable en matière grasse.
Desserts lactés sucrés (flan, crème vanille...) Crème	À éviter, le plus souvent excès de sucre ajouté et d'additifs (colorants, arômes de synthèse...).
Boissons	Thé vert sans sucre dès le matin au petit déjeuner.
Autres conseils alimentaires	Assaisonnement : curry, car il aide à la protection du cartilage (rôle antioxydant).

Place des plantes

Une tisane « antiarthrose » qui, sans faire de miracle, vous soulagera.

Tisane antiarthrose
Reine des prés : 50 g
Frêne : 50 g
Prêle : 25 g
Verveine : 25 g

Prendre 3 cuillères à soupe du mélange pour 1 litre d'eau, porter à ébullition, retirer du feu, laisser infuser 15 minutes, filtrer et boire dans la journée. Faire des cures de 20 jours par mois pendant 4 mois (la verveine permet d'aromatiser naturellement la boisson).

En cas d'arthrose du dos

L'harpagophytum, une plante amère, ne peut être consommée qu'en gélules (pour le choix de la marque, votre pharmacien vous conseillera).

1 gélule matin et soir de 300 mg d'extrait sec.

Place des compléments alimentaires

Tous les produits à base de glucosamine : il s'agit le plus souvent d'une aide modeste mais qui peut se révéler utile.

▪ *Asthme*

L'asthme, qui se manifeste sous forme de crises avec sifflement respiratoire plus ou moins prononcé, est lié à une double composante : spastique (spasme) et inflammatoire (inflammation des bronches quasi constante). Y a-t-il des aliments qui peuvent provoquer des crises d'asthme ? Y a-t-il à l'inverse des aliments protecteurs ? À la première question, on répondra positivement dans le cas d'asthme d'origine allergique même si cette situation n'est pas la plus courante. Le plus souvent, l'asthme allergique est lié aux pollens, aux acariens et à divers composants (solvants...), notamment dans le cadre d'expositions professionnelles. Les allergènes d'origine alimentaire provoquant des crises d'asthme peuvent être identifiés par des tests allergologiques. En revanche, pour les additifs alimentaires, cela est plus difficile car peu de tests existent (toutefois, il faut se méfier tout particulièrement des sulfites ajoutés E224). Quant à la protection par certains aliments, une étude portugaise (menée par Menata Barros de l'université de Porto) indique que la sévérité de l'asthme chez l'adulte est réduite grâce à un régime de type méditerranéen avec une consommation de fruits d'au moins 300 g par jour. L'amélioration du contrôle de l'asthme serait alors de 71 %. Par ailleurs, un apport en aliments riches en acides gras oméga-3 ne peut qu'aider à lutter contre la composante inflammatoire, même si aucune étude ne l'a encore formellement démontré.

Principes du traitement nutritionnel	**Apport en fruits et légumes frais à chaque repas**. Choisir des **produits bio** pour éviter ou limiter la présence de résidus de pesticides et l'excès d'additifs alimentaires. Apport suffisant en **poissons gras riches en acides gras oméga-3 et en huiles végétales de type colza ou noix**. Limiter fortement la consommation de produits alcoolisés.
Fruits et légumes	À chaque repas légumes frais et fruits frais.
Frais, surgelés	À privilégier. Cuisson *al dente* pour préserver les vitamines.

Place des plantes et des compléments alimentaires

Quelques plantes ont la réputation de dilater les bronches et d'avoir une action antihistaminique. Parmi elles, citons la nigelle aromatique (*Nigella Sativa L.*) et la fumeterre (*Furmaria officinalis L.*). Ces plantes ne doivent néanmoins pas se substituer aux traitements classiques de l'asthme.

▪ *Bronchite chronique, broncho-pneumopathie chronique obstructive*

La bronchite chronique se définit par une toux grasse quasi quotidienne durant au moins trois mois par an, deux années consécutives.

La broncho-pneumopathie chronique obstructive (BPCO), pour sa part, correspond à une bronchite chronique avec, en plus, une limitation de la respiration profonde (débit ventilatoire). Selon l'Organisation mondiale de la santé, la BPCO sera à travers le monde la quatrième cause de décès en 2030, et actuellement en France elle provoque le décès de 16000 personnes et engendre environ 100000 hospitalisations. Elle est due dans 80 à 90% des cas à une exposition prolongée au tabac.

On considère que la prise en charge des BPCO est actuellement insuffisante en France. Au plan alimentaire, plusieurs aspects sont à considérer : avoir une alimentation protectrice de type méditerranéen comme dans de nombreuses affections respiratoires et cardiaques, prévenir le déficit d'apport en protéines (risque de dénutrition protéinoénergétique) et lutter contre le surpoids.

Le surpoids est un facteur aggravant avec majoration des risques d'apnée du sommeil. Il peut néanmoins exister un surpoids avec excès de tissu adipeux s'accompagnant également et paradoxalement de dénutrition. Toute dénutrition favorise la fonte musculaire, notamment au niveau des muscles du diaphragme, ce qui majore les difficultés respiratoires. Par ailleurs, un des principaux axes du régime alimentaire est de lutter contre l'excès de consommation de produits avec sucre ajouté, ceux-ci entraînant une diminution de la disponibilité de l'oxygène par oxydation des glucides. Quant aux produits alimentaires riches en acides gras oméga-3, ils aident à lutter contre la composante inflammatoire.

Principes du traitement nutritionnel	**Le moins de produits avec sucre ajouté possible** (desserts lactés sucrés, biscuits, jus industriels divers...). **Apport** suffisant **en fruits et légumes : caractéristique du régime méditerranéen.** Apport **suffisant en protéines**, mais ne pas consommer de produits contenant des conservateurs type nitrites (E249-E250) présents essentiellement dans les charcuteries et les viandes en conserves. Favoriser l'apport **d'aliments riches en acides gras oméga-3.** **Assurer un bon contrôle du poids, attention au risque de dénutrition.** (Voir aussi alimentation et immunité.)

Fruits et légumes	À tous les repas, frais, crus et cuits.
Frais, surgelés	À privilégier.
Conserves, plats préparés industriels, autres	À éviter à cause de la présence souvent excessive de matières grasses peu recommandables.
Fruits secs	Régulièrement, surtout amandes, noix, noisettes pour la présence d'acides gras oméga-3.
Féculents	Régulièrement, pauvres en matière grasse.
Légumes secs	3 fois par semaine, quantité selon tolérance.
Pommes de terre	Régulièrement sans matière grasse.
Céréales et dérivés (riz, pâtes, semoule...)	Régulièrement en alternance avec les légumes secs et les pommes de terre.
Œufs	5 par semaine, apports en protéines de bonnes valeurs biologiques.
Poissons	Poissons gras à privilégier : saumon, maquereau, sardine, anchois en quantité suffisante, environ 2 fois par semaine.
Frais, surgelés	À privilégier.
Panés, plats préparés industriels, autres...	À éviter.
Crustacés, coquillages	Selon envie.
Viande	Viandes maigres régulièrement : 3 fois par semaine – en quantité suffisante (120 à 150 g).
Fraîche, surgelée	À privilégier.

Plats préparés industriels	À éviter, exclure les produits composés de E249-E250 (nitrites).
Jambons, cuit et cru	Sans le gras et vérifier l'absence de nitrites.
Autres charcuteries (saucisse, saucisson, rillettes...)	À exclure car produits gras et contenant le plus souvent des nitrites.
Pain	Dans le cadre d'un bon équilibre alimentaire, mais en quantité limitée. Pas de pain blanc (index glycémique élevé, voir p. 335).
Pain complet, multicéréale, de boulangerie	Au maximum, l'équivalent de 5 tranches par jour (environ 100 g).
Pains fantaisie, industriels	À supprimer.
Biscottes	Biscottes complètes si pas de pain.
Produits laitiers	Que des produits nature.
Lait	Selon tolérance.
Produits laitiers ultrafrais (yaourt, fromage blanc, faisselle...)	À privilégier sans sucre ajouté.
Fromages secs et salés	Sans excès (apport calorique important), une portion de 30 g par jour.
Desserts lactés sucrés flan, crème vanille...) Crème	À supprimer.
Boissons	Boire uniquement de l'eau (en plus du thé ou du café le matin).

Place des plantes

Les plantes qui améliorent la respiration sont nombreuses. Parmi elles, peuvent être préconisés en inhalation pour « dégager les voies respiratoires » l'eucalyptus, le thym, le pin, la lavande. Ces plantes aromatiques utilisées au moyen d'un diffuseur d'huiles essentielles rendent de grands services. À n'utiliser qu'après avis médical.

Place des compléments alimentaires

Un apport supplémentaire en vitamines et éléments minéraux est souvent nécessaire. Néanmoins, il faut qu'il soit encadré au plan médical et qu'il réponde aux besoins spécifiques définis après un bilan sanguin.

- *Cardiaques (maladies) :*
  maladies des artères du cœur (coronaropathies).
  Accidents vasculaires cérébraux (AVC)

Lorsque les artères du cœur se bouchent, cela est dû en grande partie à une mauvaise alimentation, une hygiène de vie inadaptée (sédentarité)... On parle, au plan médical, de cardiopathie ischémique, de coronaropathie et d'angor ou d'angine de poitrine en cas de douleur thoracique. À un stade plus avancé, les artères du cœur s'obstruent, et peut se développer un infarctus du myocarde avec destruction plus ou moins étendue d'une partie du muscle cardiaque.

Ce qui se passe au niveau du cœur peut aussi avoir lieu au niveau des artères du cerveau ; les lésions induisent des accidents vasculaires cérébraux (AVC) et peuvent entraîner des paralysies (hémiplégie), des perturbations du langage (aphasie) et divers autres troubles neurologiques.

Au plan alimentaire, un régime fondé sur le plus petit dénominateur commun pour prévenir, ou éviter, une lésion du cœur ou du cerveau est détaillé ci-dessous : il tient en 10 points principaux

1. Limiter les apports en produits alimentaires les plus gras (produits gras dits « saturés » et partiellement hydrogénés d'origine industrielle) dont les :
- charcuteries, saucisses, et beurre ;
- fromages secs, gras et salés (pas plus de 30 g par jour, soit l'équivalent de 1/8e de camembert) ;
- produits transformés industriels prêts à consommer : plats préparés, viennoiseries, biscuits, barres chocolatées... (lire les étiquettes : au-delà de 10 g de graisses, appelées lipides, pour 100 g d'aliments, un produit alimentaire peut être considéré comme gras). Beaucoup de ces produits contiennent des acides gras dits « trans » d'origine industrielle (dénomination sur l'étiquette : huile « partiellement hydrogénée ») ou des acides gras dits « saturés » (notamment huile de palme, de coprah) aux effets néfastes lorsqu'ils sont consommés en excès. Parfois la présence de ces corps gras est insuffisamment identifiée et la simple

mention « matière grasse végétale (MGV) » doit vous rendre méfiant : il s'agit le plus souvent d'acides gras saturés.

2. Réduire l'apport en sel : en ne mettant pas de salière sur la table et en limitant l'utilisation de sel dans la cuisine. Éviter, voire éliminer totalement, une certaine forme d'alimentation industrielle, trop grasse et trop salée. Remplacer le sel par divers condiments et herbes aromatiques.

3. Consommer du curry, à mettre dans vos diverses préparations culinaires : cela a un intérêt démontré pour contribuer à favoriser l'augmentation du taux de « bon cholestérol », le HDL-cholestérol qui protège le cœur. Une activité physique régulière, au moins 3 heures par semaine, aide également à augmenter le taux de ce HDL-cholestérol.

4. Consommer deux à trois fruits frais par jour et des légumes crus et cuits : les fibres végétales limitent l'absorption des graisses et des sucres alimentaires. Pour l'assaisonnement des crudités et des salades, prendre par jour une à deux cuillères à soupe d'huile végétale (olive, colza, noix). Idéalement, mélanger pour moitié de l'huile d'olive et de colza pour confectionner la vinaigrette, ou de l'huile de noix.

Les fruits et légumes, et les huiles végétales citées apportent les éléments nécessaires (vitamines diverses, éléments minéraux, polyphénols) aidant à limiter le développement des plaques de graisse sur les parois des artères (athérosclérose).

5. Réduire l'apport en produits alimentaires avec sucre ajouté : cela contribue à limiter les risques de prise de poids. Parmi les aliments dont il faut fortement modérer la consommation, on compte les différents desserts laitiers sucrés, les divers produits de panification industriels et, en priorité, les boissons sucrées industrielles. Boire de l'eau est un impératif, c'est la seule boisson physiologiquement indispensable pour l'organisme.

6. Consommer des poissons riches en oméga-3 : au moins deux fois par semaine, saumon, maquereau, sardine, en plus des huiles de colza et de noix elles-mêmes concentrées en acides gras oméga-3. Ceux-ci protègent le cœur et favorisent la fluidification du sang.

7. Consommer régulièrement du calcium (choisir les produits laitiers à teneur limitée en matière grasse : les produits « ultra frais » type yaourt, fromage blanc...), du potassium et du magnésium (légumes et fruits secs, mais également frais). Cela a un impact important pour réduire le risque cardio-vasculaire en agissant directement sur la paroi des vaisseaux sanguins.

8. Ne pas dépasser deux verres de vin par jour et ce, occasionnellement : ne pas considérer le vin comme protecteur malgré la présence de polyphénols.

9. Consommer du pain complet ou aux multicéréales : sans excès. Par exemple 60 g de pain par jour, soit 3 tranches de pain ou 1/4 de baguette. Il faut limiter l'apport en pain grand pourvoyeur de sel ; sous la forme complet ou multicéréales, il y a un apport supplémentaire en fibres.

10. Consommer tous les jours de la salade : laitue, romaine, mâche (apport en vitamine B_9 protectrice).

Dans une autre situation qui est celle d'une maladie du cœur appelée « insuffisance cardiaque », le volume sanguin doit être réduit car le muscle cardiaque a plus de mal à pomper. L'autre mesure à prendre est de limiter fortement les apports en sel, pas plus de 3 g par jour (voir p. 333) :
- 1 g de sel = 0,4 g de sodium ;
- 1 g de sodium = 2,5 g de sel.

Attention : éviter les produits vendus en vrac, semi-vrac, traiteurs, et les produits industriels emballés portant la mention « sel » sans indication de sa concentration.

▪ *Cerveau. Alimentation en cas de maladie de Parkinson, épilepsie et de troubles cérébraux*

L'alimentation a une influence directe sur le cerveau et son fonctionnement. Cette donnée est malheureusement insuffisamment prise en compte alors que, pour n'importe quel autre organe, les questions fusent : que dois-je manger en cas d'hypertension artérielle ? Que dois-je faire en cas d'excès de cholestérol dans le sang ? de douleurs au ventre ? de diabète ?...

Le cerveau est lui aussi la cible de nombreux composés chimiques inhalés ou ingérés, la plupart sont bioaccumulables, c'est-à-dire qu'ils ne s'éliminent pas ou uniquement sur de très longues périodes. Le danger survient dès le stade embryonnaire. Des études permettront d'approfondir la question mais l'exemple du mercure est peu rassurant. Toxicologue et biologiste annoncent dans un article célèbre : « Facteurs environnementaux impliqués dans la maladie d'Alzheimer : le mercure dentaire, probable déterminant majeur » (article disponible sur www.sciencedirect.com).

Il faut prendre soin de son cerveau, et encore davantage en cas d'affection le touchant directement.

Que doit-on manger en cas de maladie telle que la maladie de Parkinson, en cas d'épilepsie, ou de toutes autres affections du cerveau, même bénignes. Un plus petit dénominateur commun existe :

Principes du traitement nutritionnel	Dans le cadre d'une alimentation équilibrée, le cerveau ne doit pas manquer de : • **Vitamines du groupe B** nécessaires à la formation des éléments du cerveau (neurotransmetteurs : dopamine, sérotonine...) ; elles se trouvent dans le foie de volaille, de veau..., les abats ; ce sont les aliments qui en ont les plus fortes concentrations mais ces produits ne sont pas de consommation courante. D'autres aliments en contiennent, comme les légumes secs, les céréales, c'est-à-dire toutes les graines, mais elles sont déficientes en vitamine B_{12} rare dans le monde végétal (les œufs, les poissons, les produits laitiers, les viandes en contiennent ; les besoins sont faibles car cette vitamine est largement recyclée dans l'organisme).

	• **Acides gras oméga-3 indispensables.** Poissons « gras » et huiles de colza, de noix et d'amande. • Assurer une alimentation la plus exempte possible de composés chimiques ; **consommer en priorité du bio.** Éviter la consommation de gros poissons à longue durée de vie pouvant accumuler des **toxiques** issus de la pollution des mers. • Assurer dès le plus jeune âge **une parfaite hygiène dentaire** pour limiter les soins dentaires par la suite et la présence de divers composés dans la bouche (mercure même en très faible quantité, composites variés...).
Fruits et légumes	Comme dans toute alimentation équilibrée, idéalement 5 fruits et légumes par jour.
Frais, surgelés	À privilégier.
Conserves, plats préparés industriels, autres	À éviter.
Fruits secs	Fruits oléagineux type amande, noix, 3 à 5 le matin.
Féculents	Indispensables.
Légumes secs	Particulièrement lentilles, haricots blancs (quantité variable selon les tolérances digestives), et autres graines. À consommer par exemple tous les deux jours.
Pommes de terre	Sauf frites et chips.
Céréales et dérivés (riz, pâtes, semoule...)	Régulièrement, en alternance avec les légumes secs.

Œufs	3 à 5 par semaine.
Poissons	Poissons gras : maquereau, sardine, hareng, anchois, environ 2 fois par semaine.
Frais, surgelés	À privilégier.
Panés, plats préparés industriels, autres...	Occasionnellement.
Crustacés, coquillages	Selon envie.
Viande	Réel intérêt des abats, essentiellement du foie de volaille, de veau, d'agneau, 1 fois par semaine idéalement.
Fraîche, surgelée	À privilégier.
Plats préparés industriels	À éviter.
Jambons, cuit et cru	Selon envie, sans le gras.
Autres charcuteries (saucisse, saucisson, rillettes...)	À éviter.
Pain	Dans le cadre d'un bon équilibre alimentaire, ne pas dépasser les 120 g par jour soit une demi-baguette.
Pain complet, multicéréale, de boulangerie	À privilégier.

Pains fantaisie, industriels	Occasionnellement.
Biscottes	Selon les envies si pas de pain.
Produits laitiers	Dans le cadre d'un bon équilibre alimentaire, préconisés à chaque repas.
Lait	Selon tolérance.
Produits laitiers ultrafrais (yaourt, fromage blanc, faisselle...)	À privilégier.
Fromages secs et salés	Intérêt des fromages, chèvre sec notamment (vitamine B_9).
Desserts lactés sucrés (flan, crème vanille...) Crème	Rarement, intérêt nutritionnel médiocre, 2 fois par mois.
Boissons	Eau à l'exclusion de toutes les autres boissons, sauf une boisson chaude le matin et dans l'après-midi selon envie. Autres boissons très occasionnelles ; exclure toute forme de boisson alcoolisée pendant toute la durée d'une grossesse (neurotoxique pour l'embryon).

Divers troubles liés au fonctionnement cérébral seraient évités grâce à une alimentation adaptée comme elle vient d'être décrite.

D'autre part, une étude anglaise a montré que le taux d'incivilité était moindre lorsque les personnes étaient mieux nourries ! Avec deux explications à la clé. D'une part, une alimentation plus équilibrée, riche notamment en vitamines du groupe B, améliore les comportements ;

d'autre part, sur le plan général, s'occuper des gens, notamment par le biais de l'alimentation (expérience faite en institution), les rend plus sociables.

Place des plantes et des compléments alimentaires

Les plantes qui améliorent la circulation du cerveau comme le ginkgo-biloba peuvent être utilisées pour toutes les affections du cerveau tout comme les compléments à base de magnésium et de vitamine B_6.

▪ *Cholestérol, triglycérides*

L'excès de cholestérol dans le sang, tout comme l'excès de triglycérides (une autre forme de gras), a des effets négatifs sur les artères en les obstruant petit à petit (athérosclérose), ce qui augmente le risque de maladies cardiaques.

Il existe un « mauvais » cholestérol, le LDL-cholestérol (Low Density Lipoprotéine), qui va du foie aux organes et se dépose en partie sur les parois des artères, et un « bon » cholestérol, HDL-cholestérol (High Density Lipoprotéine), qui circule en sens inverse, et constitue un système d'épuration. Le fait d'avoir un HDL-cholestérol bas (inférieur à 0,50 g/l) est considéré comme un facteur de risque supérieur à celui d'avoir un LDL-cholestérol élevé (supérieur à 1,6 g/l). De même, avoir un taux de triglycérides dans le sang élevé (supérieur à 1,5 g/l) est considéré comme délétère.

On a aussi défini une entité appelée « syndrome métabolique » rassemblant divers paramètres majorant le risque cardiaque. Le syndrome métabolique se définit par la présence d'au moins trois critères sur cinq (voir tableau ci-dessous).

Tour de taille (périmètre abdominal)	Hommes	> 102 cm
	Femmes	> 88 cm
Pression artérielle	≥ 130/85 mmHg	
Triglycérides	> 1,5 g/l	
HDL-cholestérol	Hommes	< 0,4 g/l
	Femmes	< 0,4 g/l
Glycémie à jeun	≥ 1,10 g/l	

Concernant l'alimentation, de multiples études ont tenté de cerner l'impact des aliments sur le risque cardio-vasculaire. Le niveau d'évidence des aliments cardio-protecteurs est résumé ci-après, force est aussi de constater que les végétariens ont moins de maladies cardio-vasculaires, leurs modes de vie ayant également un impact non négligable :

Aliment cardio-protecteur	**Composé bioactif**	**Type de bénéfice***	**Type d'évidence**	**Niveau d'évidence**
Ail	Composés organo-sulfurés	↓ CT et LDL-c	Études cliniques	Faible

Aliment cardio-protecteur	Composé bioactif	Type de bénéfice*	Type d'évidence	Niveau d'évidence
Jus de raisin et vin rouge	Resvératrol	↓ Agrégation plaquettaire (fluidifie le sang)	Épidémiologie Études *in vitro* et *in vivo*	Modéré à fort
Poissons gras	Acides gras oméga-3	↓ TG, IDM, et morts subites cardiaques	Études cliniques et épidémio-logiques	Fort à très fort
Artichaut, poudre d'oignon	Fructo-oligo-saccharides	↓ CT et PA	Études cliniques	Faible
Noisettes	Acides gras mono-insaturés, Vitamine E	↓ Coronaro-pathies	Études cliniques	Modéré
Avoine complète	β-glucan	↓ CT et LDL-c	Études cliniques	Très fort
Thé noir Thé vert	Polyphénols	↓ Coronaro-pathies	Études cliniques	Modéré
Soja	Protéines	↓ CT et LDL-c	Études cliniques	Très fort
Margarines enrichies	Esters de stérols et de sténols	↓ CT et LDL-c	Études cliniques	Très fort

* CT : cholestérol total. LDL-c : LDL cholestérol. TG : triglycérides. PA : pression artérielle. IDM : Infarctus du myocarde. (G. Steg. Impact médecin 2006 ; n° 155)

Plusieurs études ont aussi mis en évidence qu'un faible taux de vitamine D présent dans le sang est associé à une augmentation des risques cardio-vasculaires, notamment pour les femmes et les personnes de plus de 60 ans.

On trouve la vitamine D dans les œufs, les produits laitiers (beurre...) non écrémés. Ces produits sont néanmoins à consommer sans excès, en raison de leur apport en matière grasse. La place de la supplémentation en vitamine D sous forme médicamenteuse s'évalue individuellement en fonction des résultats des dosages sanguins.

Deux remarques. La consommation de soja n'est pas, selon nous, à encourager, compte tenu d'études mettant en avant les risques de cancer du sein chez la femme et de baisse de concentration des spermatozoïdes. Alors que pour les peuples d'Asie le soja est (probablement) protecteur, il n'en est pas de même pour les Européens car leur flore digestive, et donc le métabolisme de certains aliments comme le soja, est différente. L'Agence française de sécurité des aliments préconise de ne pas dépasser la consommation de 1 mg par kg de poids et par jour d'isoflavone de soja, soit pour une personne de 60 kg, 60 mg d'isoflavone ; mais l'étiquetage actuel des produits alimentaires ne mentionne pas ces concentrations, d'où une prudence évidente à observer dans la consommation de soja.

Concernant les stérols et les margarines enrichies en ces substances, elles sont chères ; il vaut mieux garder son argent pour acheter davantage de fruits et légumes, réellement protecteurs quant à eux. L'impact des margarines enrichies en stérols sur la baisse de la mortalité coronarienne est insuffisamment documenté.

Soulignons aussi que les pollutions et divers facteurs environnementaux sont associés à l'augmentation des maladies cardiaques, et même du diabète. Diverses publications paraîtront prochainement dans le cadre des actions d'information du réseau Santé-Environnement.

Principes du traitement nutritionnel	Avoir une alimentation de **type méditerranéen** traditionnel qui a fait ses preuves : **riche en fibres végétales**, en poisson, et pauvre en viande et en sel. **Limiter fortement les produits contenant des acides gras trans** d'origine industrielle (sur l'étiquette : graisses ou lipides « partiellement hydrogénés ») et **les acides gras saturés**, notamment, de l'huile de palme, du beurre et du coprah. **Favoriser la consommation des poissons gras** : maquereau, sardine, anchois, saumon. **Avoir une alimentation réduite en calories.**
Fruits et légumes	5 portions par jour, comme recommandé officiellement.
Frais, surgelés	À privilégier, dont certains légumes comme l'artichaut, l'oignon, le jus de raisin.
Conserves, plats préparés industriels, autres	En bocaux éventuellement pour des conserves de légumes nature.
Fruits secs	Noisettes, noix, amandes. 4 à 6 par jour.

Féculents	Régulièrement.
Légumes secs	3 à 5 fois par semaine, quantité selon tolérance digestive.
Pommes de terre	Selon envie, sans excès, sans matière grasse.
Céréales et dérivés (riz, pâtes, semoule...)	En alternance avec des légumes secs.
Œufs	3 par semaine.
Poissons	À consommer environ 2 fois par semaine : maquereau, sardine, anchois, hareng, flétan, saumon.
Frais, surgelés	À privilégier.
Panés, plats préparés industriels, autres...	À éviter, souvent excès de matière grasse peu recommandable.
Crustacés, coquillages	Selon les envies.
Viande	À fortement modérer, uniquement viande maigre (voir p. 331).
Fraîche, surgelée	À privilégier.
Plats préparés industriels	À supprimer.
Jambons, cuit et cru	Avec matière grasse retirée.
Autres charcuteries (saucisse, saucisson, rillettes...)	À supprimer ou très occasionnellement (1 fois par mois).
Pain	Ne pas dépasser 120g par jour (une demi-baguette).
Pain complet, multicéréale de boulangerie	À privilégier.

Pains fantaisie, industriels	À supprimer, tout comme les viennoiseries diverses.
Biscottes	Selon les envies si pas de pain.
Produits laitiers	À bien choisir, avec le moins de matière grasse possible.
Lait	Selon tolérance.
Produits laitiers ultrafrais (yaourt, fromage blanc, faisselle...)	À privilégier.
Fromages secs et salés	Très occasionnellement, le week-end par exemple, portion de 30 g/j soit l'équivalent de 1/8e de camembert.
Desserts lactés sucrés (flan, crème vanille...) Crème	À limiter à 1 fois par semaine.
Boissons	Eau. Ne pas dépasser 1 à 2 verres de vin par jour occasionnellement. Thé vert et thé noir.
Autres aliments	Divers condiments permettent de réduire l'apport en sel ; l'ail a également des vertus protectrices. Il en est de même du curry. Les huiles de table à privilégier sont l'huile de colza, de noix (AG oméga-3) et l'huile d'olive.

En cas d'augmentation isolée des triglycérides dans le sang :
– supprimer les boissons alcoolisées (bonne efficacité dans un tiers des cas) ;

– supprimer tous les produits avec sucre ajouté, notamment les desserts lactés, et les produits à base de fructose d'origine industrielle.

En cas de baisse importante du HDL-cholestérol, outre les mesures alimentaires préconisées, augmenter l'activité physique, indispensable dans la prévention des maladies cardiaques (après bilan cardiologique soigneux).

Place des plantes

Les fibres végétales séquestrent le cholestérol ingéré, donc la consommation de légumes et de fruits est à encourager, de préférence avec leur peau afin de majorer l'apport en fibres (choisir les produits bio pour limiter le risque de présence de résidus de pesticides). Les gélules à base de psyllium et d'ispaghul, tout comme l'avoine, ont également cet effet. Le guggul originaire d'Inde et du Pakistan a la réputation d'avoir une action hypocholestérolémiante (tests effectués chez l'animal) ; attendons d'en savoir un peu plus au niveau scientifique.

▪ *Colique néphrétique, lithiase rénale*

Les lithiases rénales provoquent des coliques néphrétiques. Elles sont liées à la formation de calculs dans les voies urinaires, allant du rein à la vessie. Ces calculs, lorsqu'ils se bloquent, provoquent des douleurs aiguës liées à la dilatation de l'uretère reliant le rein à la vessie, en amont de l'obstacle. La restriction hydrique est de rigueur à cette phase, c'est-à-dire plus aucune boisson pendant les crises aiguës. Parallèlement sont mises en place des mesures médicamenteuses pour soulager (anti-inflammatoires, anti-spasmodiques). Le calcul peut être évacué spontanément ; dans d'autres circonstances, il faut le détruire (lithotripteur par voie externe), parfois aller directement le chercher par les voies naturelles avec une sonde – les nouveaux appareils possèdent un laser qui pulvérise les calculs – ou plus rarement faire appel à la chirurgie.

Historiquement, on observe une évolution nette dans la nature des calculs. Autrefois, on trouvait souvent des calculs dits « uriques » (d'acide urique), beaucoup moins maintenant (5 à 10 % des cas, et surtout chez les personnes âgées). Aujourd'hui, la majorité des calculs sont dits « calciques » car à base de calcium (oxalocalcique et phosphocalcique). Pour autant, et *a priori* paradoxalement, au plan alimentaire il faut avoir un apport stable et normal en calcium, 800 mg par jour en moyenne, car un apport insuffisant induit une sécrétion accrue d'oxalate, ce qui favorise la formation des calculs !

Plusieurs éléments permettent aux médecins de déterminer la nature des calculs, dont essentiellement l'aspect des radiographies et des échographies.

Différentes règles alimentaires sont à respecter pour éviter le risque de récidive de formation de calculs. La principale est de boire suffisamment d'eau.

Avec le réchauffement climatique, des chercheurs américains prédisent une augmentation de 30 % des lithiases dans les années à venir puisque les apports hydriques risquent d'être insuffisants.

En cas de lithiase calcique

Principes du traitement nutritionnel	**Boire beaucoup, une eau peu minéralisée** (voir ci-dessous Boissons) **au moins 1,5 litre par jour.** Ne pas réduire les apports en calcium mais limiter les excès. Avoir une **alimentation réduite en oxalate** : les produits les plus riches étant le **chocolat, les sodas type cola**. Mais aussi les légumes à feuilles type oseille, épinard, les betteraves et la rhubarbe (de consommation moins courante). **Avoir une alimentation peu salée** (favorise l'excrétion urinaire du calcium).
Fruits et légumes	Régulièrement, dans le cadre d'un bon équilibre sauf épinard, oseille et betterave.
Frais, surgelés	À privilégier.
Conserves, plats préparés industriels, autres	Limiter à des légumes nature en bocaux.
Fruits secs	À éviter.
Féculents	Sans excès, en moyenne une fois par jour.
Légumes secs	Selon tolérance digestive.
Pommes de terre	Limiter la matière grasse.
Céréales et dérivés (riz, pâtes, semoule...)	Dans le cadre d'un bon équilibre alimentaire en alternance avec des légumes secs.

Œufs	3 à 5 par semaine.
Poissons	Environ 2 fois par semaine.
Frais, surgelés	À privilégier.
Panés, plats préparés industriels, autres...	À supprimer, sel souvent présent en excès.
Crustacés, coquillages	Occasionnellement pour les coquillages.
Viande	À fortement limiter, viandes maigres et petite portion (80 g), 2 à 3 fois par semaine.
Fraîche, surgelée	À privilégier.
Plats préparés industriels	À supprimer, sel et gras souvent en excès.
Jambons, cuit et cru	Supprimer, sauf occasionnellement ; jambon cuit (blanc) 1 à 2 fois par semaine.
Autres charcuteries (saucisse, saucisson, rillettes...)	Interdit.
Pain	À limiter, apport en sel non négligeable, ne pas dépasser l'équivalent d'un tiers de baguette.
Pain complet, multicéréale, de boulangerie	À privilégier.
Pains fantaisie, industriels	À limiter.
Biscottes	Si pas de pain, 4 par jour.

Produits laitiers	3 petites portions par jour selon les recommandations officielles, sans excès.
Lait	Selon tolérance.
Produits laitiers ultrafrais (yaourt, fromage blanc, faisselle...)	À privilégier.
Fromages secs et salés	À limiter car assez forte concentration en sel, gras (une part de 30 g tous les 2 jours soit l'équivalent de 1/8e de camembert).
Desserts lactés sucrés (flan, crème vanille...) Crème	À limiter à 1 à 2 fois par semaine.
Boissons	Eau faiblement minéralisée (Évian®, Volvic®, Mont-Roucous®) et bien sûr eau du robinet. Pas de lait au chocolat, ni de thé longuement infusé (libération d'oxalate), limiter la consommation de café. Consommation de jus frais naturel d'orange et de citron, à conseiller pour l'apport en citrate, 1 fois par jour en cas de récidive de lithiase (les jus industriels riches en sucre sont déconseillés).
Autres aliments	Autres aliments dont la consommation doit être réduite car contenant des oxalates : Condiments : ciboulette, persil ; Cacahuète, noix de pécan, noisette, amande ; Autres légumes et fruits : asperges, figues.

En cas de lithiase urique

Les conseils alimentaires doivent être bien suivis car les lithiases uriques sont fréquemment récidivantes et des écarts de régime favorisent rapidement la réapparition de nouveaux calculs.

Principes du traitement nutritionnel	Avoir une **alimentation pauvre en purines d'origine animale** : foie, rognon, thon, truite, anchois, sardine, crustacés. **Boire beaucoup, au moins 1,5 l** d'eau par jour, et lutter contre l'acidité des urines par la consommation d'eaux antiacides dites « alcalines » (voir ci-dessous, boissons). **Lutter contre le surpoids et l'obésité.**
Fruits et légumes	Crus et/ou cuits à tous les repas.
Frais, surgelés	À privilégier.
Conserves, plats préparés industriels, autres	Occasionnellement légumes nature dans bocaux en verre.
Fruits secs	2 à 3 par jour.
Féculents	À bien choisir et en quantité limitée à cause de l'apport calorique.
Légumes secs	Interdits : pois chiches, haricots secs, soja (haricot mungo).
Pommes de terre	À la vapeur ou en purée (3 cuillères à soupe).

Céréales et dérivés (riz, pâtes, semoule...)	Environ 3 cuillères à soupe cuits en alternance avec pommes de terre à l'un des repas de la journée.
Œufs	3 à 5 par semaine.
Poissons	Uniquement poisson blanc et maigre.
Frais, surgelés	À privilégier.
Panés, plats préparés industriels, autres...	À éviter.
Crustacés, coquillages	À limiter à des consommations occasionnelles 1 à 2 fois par mois.
Viande	Uniquement des viandes maigres. Petite portion de 80 g, 2 à 3 fois par semaine.
Fraîche, surgelée	À privilégier.
Plats préparés industriels	Supprimer.
Jambons, cuit et cru	Sans excès. Tranches fines sans gras.
Autres charcuteries (saucisse, saucisson, rillettes...)	Interdites, ainsi que les abats.
Pain	Sans excès, ne pas dépasser l'équivalent de un tiers de baguette par jour.
Pain complet, multicéréale, de boulangerie	À privilégier.
Pains fantaisie, industriels	À éviter.
Biscottes	Selon les envies, si pas de pain, 3 biscottes en moyenne.

Produits laitiers	Dans le cadre d'un bon équilibre alimentaire.
Lait	Selon tolérance.
Produits laitiers ultrafrais (yaourt, fromage blanc, faisselle...)	À favoriser.
Fromages secs et salés	À limiter, ne pas dépasser une portion de 30g par j (l'équivalent de 1/8e de camembert).
Desserts lactés sucrés (flan, crème vanille...) Crème	Occasionnellement (1 à 2 fois par mois).
Boissons	Choisir une eau antiacide, c'est-à-dire alcaline : Célestins® et St Yorre®, riches en bicarbonates, mais présence de sodium. Badoit®, Quezac®, Salvetat®, elles sont moins concentrées en bicarbonates mais aussi en sodium ; ce sont donc des boissons à favoriser, surtout en cas d'hypertension artérielle associée. Boisson alcoolisée : l'apport doit être très modéré, vin cuit exceptionnellement. Bière fortement déconseillée à cause de sa teneur élevée en purine.

Les lithiases mixtes, formées de calculs à la fois uriques et calciques, ont actuellement une fréquence quasi égale à celle des lithiases uriques. Les mesures générales à prendre dans ce cas consistent à boire beaucoup d'eau modérément minéralisée et à avoir un apport limité en viande.

▪ *Colites, maux de ventre*

On observe de multiples causes aux maux de ventre. Les conseils qui suivent concernent ce que les professionnels de santé appellent les « troubles fonctionnels intestinaux » (TFI), anciennement mieux connus sous le terme de « colite ». Il s'agit de ces sensations si désagréables d'inconfort digestif, de flatulence, d'excès d'émissions de gaz, de douleurs abdominales souvent à type de spasme, de constipation parfois associée. Tous ces troubles sont liés en grande partie à une sensibilité accrue des intestins. Dans une publication scientifique, j'indiquais : « L'hypersensibilité viscérale des troubles fonctionnels intestinaux (TFI) a un substrat biochimique... Divers phénomènes entrent en jeu dans les TFI comme des anomalies de la régulation neuro-hormonale, des troubles de la motricité... » Puis suivaient des explications techniques. Autrement dit, tout n'est pas d'ordre psychologique ! Des études précises montrent la présence de micro-inflammations des muqueuses de l'intestin, une porosité plus importante de la barrière intestinale, et différents autres microdésordres. Il y a actuellement de multiples recherches pour mieux appréhender le phénomène de l'intestin irritable qui touche tout de même environ cinq millions de Français, et jusqu'à 20 millions seraient touchés par des troubles digestifs divers.

Tout mal de ventre qui perdure nécessite toujours un diagnostic précis effectué par votre médecin. Il en est de même en cas de douleur aiguë, car il ne faut pas méconnaître une appendicite, une occlusion intestinale...

Une alimentation mieux adaptée permet d'améliorer le confort digestif en cas de TFI.

Principes du traitement nutritionnel	**Éviter les aliments fermentescibles : pas de choux** sous toutes ses formes, pas d'oignon ni d'ail - ou le moins souvent possible - et en petite quantité. **Limiter les légumes à fibres dures, même cuits** : poireau, céleri, salsifis. Ne pas consommer la peau des fruits crus (irritante). **Éviter l'excès de consommation de légumes secs** car ils contiennent un élément, le raffinose, qui favorise les fermentations. **Éviter les produits industriels à base de fructose** - bien lire les étiquettes. Le fructose des fruits et du miel en petite quantité est, en revanche, bien toléré. **Éviter les produits céréaliers avec des fibres ajoutées** (souvent irritants) et **ne pas consommer trop de gluten** (blé, seigle, orge), c'est-à-dire pas trop de pain, de pâtes, de semoule. Certaines personnes y sembleraient sensibles sans pour autant avoir une maladie cœliaque. **Supprimer le lait** à cause de la présence de lactose.
Fruits et légumes	Avoir une alimentation suffisamment riche en fruits et légumes bien mûrs et/ou cuits. Éviter les choux, les oignons et l'ail. Limiter les poireaux, le céleri, les salsifis, comme nous venons de le mentionner, même cuits.
Frais, surgelés	À favoriser sans la peau.
Conserves, plats préparés industriels, autres	À éviter.

Fruits secs	À éviter en grande quantité, autorisés en cas de constipation selon tolérance.
Féculents	À bien choisir, tous ne sont pas tolérés de la même manière.
Légumes secs	Mauvaise tolérance générale (occasionnellement en petite quantité).
Pommes de terre	Bien tolérées, à favoriser sans friture.
Céréales et dérivés (riz, pâtes, semoule...)	Riz bien toléré mais à limiter en cas de constipation. Pâtes, semoule... sans excès, 2 fois par semaine environ.
Œufs	3 à 5 par semaine.
Poissons	Régulièrement, idéalement environ 2 fois par semaine.
Frais, surgelés	À favoriser.
Panés, plats préparés industriels, autres...	Occasionnellement (2 fois par mois).
Crustacés, coquillages	Selon envie.
Viande	Dans le cadre d'un bon équilibre alimentaire, Viande maigre 3 à 4 fois par semaine.
Fraîche, surgelée	À privilégier.
Plats préparés industriels	Occasionnellement (2 fois par mois).
Jambons, cuit et cru	Selon envie, sans le gras.
Autres charcuteries (saucisse, saucisson, rillettes...)	Occasionnellement (1 fois par mois).

Pain	À limiter à l'équivalent d'un quart de baguette par jour.
Pain complet, multicéréale, de boulangerie	À éviter, choisir du pain blanc.
Pains fantaisie, industriels	Occasionnellement (1 à 2 fois par mois).
Biscottes	Selon envie et selon tolérance si pas de pain.
Produits laitiers	À bien choisir.
Lait	À supprimer (sauf pour ceux qui n'ont pas de problème de tolérance), ou choisir des laits délactosés.
Produits laitiers ultrafrais (yaourt, fromage blanc, faisselle...)	Nécessaires et généralement bien tolérés.
Fromages secs et salés	Bonne tolérance digestive.
Desserts lactés sucrés (flan, crème vanille...) Crème	Occasionnellement.
Boissons	Eau et tisane (voir ci-dessous).

Place des plantes et des compléments alimentaires

Deux plantes phare sont à conseiller :

– La mélisse. Il s'agit d'une plante antispasmodique calmante. Les tisanes à base de mélisse soulagent et sont à boire dans la proportion de 1 à 2 bols par jour ;

– Le roïbos. Le thé rouge ou roïbos est une plante d'Afrique du Sud ; les nourrices de ces régions en donnent dès le plus jeune âge aux enfants en cas de « colites ». Cette plante ne contient pas de théine et on la trouve facilement dans les épiceries et les supermarchés.

▪ *Constipation*

Inutile de vous expliquer ce qu'est une constipation ; pourtant il en existe une définition : l'émission de moins de trois selles par semaine et/ou trop dures avec des difficultés d'expulsion. Selon une récente enquête Sofres, 40 % des Français, surtout des femmes, déclarent souffrir ou avoir souffert de constipation. Souvent, la constipation est vécue comme une fatalité, et seules 30 % des personnes affectées en parlent à leur médecin. Il existe pourtant des solutions. Dans tous les cas, face à une constipation qui perdure, il faut pratiquer des examens en vue de la recherche d'un éventuel obstacle dans les intestins, d'une hypothyroïdie...

Une alimentation adaptée aide à lutter contre la constipation ; elle doit être associée à une activité physique suffisamment intense pour favoriser le réflexe dit « d'exonération ».

Principes du traitement nutritionnel	**Avoir une alimentation riche en fibres** végétales (au moins 30 g/j). L'alimentation industrielle transformée en contient insuffisamment. **Éviter l'abus de laxatifs :** la prise anarchique de produits enrichis en fibres (au son notamment) peut provoquer des douleurs, des ballonnements, des gaz...
Fruits et légumes	Indispensables 4 à 5 par jour : des fruits et des légumes avec la peau quand cela est possible (choisir les produits bio).
Frais, surgelés	À privilégier. Les fruits les plus laxatifs : le kiwi, le melon et le jus de pomme ; pour les légumes : les épinards.
Conserves, plats préparés industriels, autres	Occasionnellement, dans des bocaux en verre.
Fruits secs	Indispensables. 6 par jour en 2 prises : matin au petit déjeuner et en collation l'après-midi (évidemment, surtout les pruneaux, mais aussi les figues, les abricots...).
Féculents	À consommer tous les jours.
Légumes secs	À favoriser et consommer selon tolérance 3 à 4 fois par semaine.
Pommes de terre	À la vapeur avec la peau.
Céréales et dérivés (riz, pâtes, semoule...)	Entières, pour majorer l'apport en fibres. Limiter la consommation de riz blanc (occasionnel), riz complet libre.

Œufs	3 à 5 par semaine.
Poissons	Selon envie dans le cadre d'un bon équilibre alimentaire.
Frais, surgelés	À favoriser.
Panés, plats préparés industriels, autres...	Occasionnellement.
Crustacés, coquillages	Selon envie.
Viande	Viande maigre dans le cadre d'un bon équilibre alimentaire.
Fraîche, surgelée	Conseillée.
Plats préparés industriels	Occasionnellement.
Jambons, cuit et cru	Selon envie, débarrassés de leur gras.
Autres charcuteries (saucisse, saucisson, rillettes...)	À éviter.
Pain	Éviter le pain blanc.
Pain complet, multicéréale, de boulangerie	À favoriser.
Pains fantaisie, industriels	À éviter.
Biscottes	Sous forme de biscottes complètes si pas de pain.
Produits laitiers	Nécessaires dans le cadre d'un bon équilibre nutritionnel.
Lait	À favoriser selon tolérance.

Produits laitiers ultrafrais (yaourt, fromage blanc, faisselle...)	Selon envie.
Fromages secs et salés	Sans abuser, dans le cadre du contrôle du poids.
Desserts lactés sucrés (flan, crème vanille...) Crème	Occasionnellement.
Boissons	Favoriser les boissons fortement minéralisées, riches en magnésium (type Hépar®), 1 à 3 verres par jour.

Place des plantes

Il existe une multitude de plantes préconisées dans le cadre de la constipation. Certaines sont irritantes pour les intestins et doivent être utilisées avec parcimonie (séné, bourdaine) ; d'autres sont plus douces (mauve, guimauve, hibiscus, ispaghul et psyllium notamment).

La tisane quotidienne
Mauve : 60 g
Hibiscus : 30 g
Mélisse : 30 g (La mélisse est apaisante et antispasmodique ; son parfum est agréable).

1 cuillère à soupe du mélange pour 1 bol d'eau. Porter à frémissement, retirer du feu, laisser infuser 10 minutes, filtrer et boire 1 à 2 fois dans la journée.

Il existe de nombreuses préparations prêtes à l'emploi

à base de plantes, parmi celles-ci : Fibreline®, Laxarine®, Prunogil®... et également des tisanes vendues en pharmacie.

▪ *Dépression*

La principale des mesures à prendre en cas de dépression, quelle que soit son intensité, est d'avoir une alimentation la plus équilibrée possible à un moment où tout concourt à l'inverse, à cause de la recherche d'aliments de « réconfort », ou de la perte d'appétit, selon les tempéraments.

Par ailleurs, une étude récente publiée dans le *British Journal of Psychiatry* indique que « les personnes consommant une alimentation "industrielle et grasse" augmentaient leur risque de dépression ». Selon l'étude, les personnes ayant une telle alimentation sont « exposées à un risque supérieur de développer une dépression ». Le régime de type méditerranéen riche en fruits et légumes est, quant à lui, considéré, à l'inverse, comme protecteur.

L'appauvrissement en micronutriments (vitamines, minéraux) de la nourriture industrielle fait partie des explications de l'étude anglaise, d'où l'intérêt d'avoir une alimentation à forte densité micronutritionnelle.

Principes du traitement nutritionnel	L'alimentation se rapproche ici de ce qui a été préconisé dans le cadre de la protection du cerveau (voir p. 170). Alimentation riche en : **Vitamines du groupe B :** légumes secs, céréales et dérivés, foie de volaille. **Acides gras oméga-3 indispensables** en quantité suffisante pour le cerveau. Poissons dits « gras » et huiles de colza, de noix et d'amande. **Magnésium** présent dans les fruits et les légumes secs.
Fruits et légumes	Comme dans toute alimentation équilibrée, idéalement 5 fruits et légumes par jour.
Frais, surgelés	À privilégier.
Conserves, plats préparés industriels, autres	À éviter.
Fruits secs	Fruits oléagineux type amande, noix, mais aussi abricot sec.
Féculents	Indispensables.
Légumes secs	Particulièrement lentilles, haricots blancs (quantité en fonction des tolérances digestives).
Pommes de terre	Sauf frites et chips.
Céréales et dérivés (riz, pâtes, semoule…)	Recommandés sous forme complètes.
Œufs	3 à 5 par semaine.

Poissons	Poissons gras : maquereau, sardine, anchois, environ 2 fois par semaine.
Frais, surgelés	À privilégier.
Panés, plats préparés industriels, autres...	Occasionnellement.
Crustacés, coquillages	Selon envie.
Viande	Réel intérêt des abats, essentiellement du foie de volaille, de veau, d'agneau, 1 fois par semaine.
Fraîche, surgelée	À privilégier.
Plats préparés industriels	À éviter.
Jambons, cuit et cru	Selon envie, sans le gras.
Autres charcuteries (saucisse, saucisson, rillettes...)	À éviter.
Pain	Dans le cadre d'un bon équilibre alimentaire, moins de 120 g par jour.
Pain complet, multicéréale, de boulangerie	À privilégier.
Pains fantaisie, industriels	Occasionnellement.
Biscottes	Selon les envies, si pas de pain.
Produits laitiers	Dans le cadre d'un bon équilibre alimentaire, préconisés à chaque repas.
Lait	Selon tolérance.

Produits laitiers ultrafrais (yaourt, fromage blanc, faisselle...)	À privilégier.
Fromages secs et salés	Intérêt des fromages de chèvre (vitamine B_9).
Desserts lactés sucrés (flan, crème vanille...) Crème	Rarement car intérêt nutritionnel médiocre.
Boissons	L'eau doit vraiment être la boisson de base. Celle riche en magnésium (Hépar®, Contrex®) peut être consommée à raison de deux verres par jour. Le roïbos ou thé rouge est sans théine et a la réputation d'être apaisant.

Place des plantes et des compléments alimentaires

De nombreuses plantes sont utilisées en cas de dépressions modérées, dont le millepertuis, la valériane, et de nouvelles plantes se vendent également en France comme le griffonia. La dépression doit être prise en charge médicalement, et le thérapeute fera le choix du traitement ; il pourra vous en proposer un à base de plantes selon votre situation. Pas d'auto-médication donc dans ce domaine ; en revanche, si vous avez quelques troubles anxieux, la passiflore ou l'aubépine feront merveille :

– Passiflore Élusane en cas de troubles du sommeil associés : 1 gélule le soir ;

- *Crataegus* (aubépine) en cas de nervosité associée : 1 comprimé matin et soir.

Ces produits se trouvent en pharmacie.

▪ *Diabète type 2*

En France, on a constaté une augmentation de 40 % de diabétiques sur une courte période entre 2001 et 2009 (dernières statistiques), soit 2,5 millions de personnes atteintes par le diabète de type 2 (dit non-insulinodépendant). L'implication probable de perturbateurs endocriniens est de plus en plus documentée.

Soyons alarmistes, oui le diabète de type 2 tue de façon silencieuse et altère la qualité de vie : 8 000 amputations par an d'orteils, de pieds, de membres pour artérite, pertes progressives de la vue, altérations des fonctions des reins, multiples complications cardiaques. Le diabète est un véritable tueur à petit feu favorisé par la civilisation occidentale moderne et par une certaine forme d'alimentation industrielle totalement inadaptée.

Soyez radicaux, changez de mode d'alimentation, nous allons vous guider ; propagez le message autour de vous. Un des éléments majeurs est aussi la sédentarité. Nous avons déjà mentionné ce point pour tous les troubles, mais insistons de nouveau : le fait de bouger, d'avoir une activité physique régulière, permet de lutter contre l'insulinorésistance qui est un des facteurs aggravants du diabète.

Le diabète a un coût humain exorbitant et, au plan financier, l'ensemble des soins liés au diabète atteint plus de 13 milliards d'euros. En faisant régresser le diabète, on améliorera la santé des Français et aussi les finances de la Sécurité sociale, notre bien commun. Les consignes alimentaires sont faciles à appliquer par tous.

Principes du traitement nutritionnel	**Rejeter une certaine forme d'alimentation industrielle**, avec sucre et gras ajouté ; le développement du diabète est parallèle à son extension. **Éviter l'ajout de sucre.** N'utilisez que très occasionnellement un peu de sucre, type cassonade, à la fin d'un repas riche en fibres végétales. Il est recommandé de **choisir les aliments à index glycémique bas** (voir p. 335). **Ne pas consommer de produits light** Par-delà le débat sur les aspects toxicologiques de l'aspartame par exemple, ces produits, selon certaines études, poussent à manger plus. Les interactions de ces produits avec les médicaments antidiabétiques n'ont pas été jusqu'à ce jour étudiées.
Fruits et légumes	Consommation journalière libre des fruits et légumes selon les recommandations officielles mais : – modérer la consommation des fruits les plus sucrés : ananas, banane, raisin, mangue ; – modérer la consommation des légumes cuits les plus sucrés : betterave, carotte, chou de Bruxelles, pommes de terre en purée, flocon (et frites).

Frais, surgelés	À privilégier.
Conserves, plats préparés industriels, autres	Conserves nature en bocaux. Consommation occasionnelle et sans sucre ajouté.
Fruits secs	Type oléagineux, 3 à 4 le matin, par exemple amande, noix, noisette.
Féculents	À privilégier mais sans excès compte tenu de l'apport en calories.
Légumes secs	4 à 5 fois par semaine, quantité selon tolérance.
Pommes de terre	À la vapeur.
Céréales et dérivés (riz, pâtes, semoule...)	Produits complets.
Œufs	3 à 5 par semaine.
Poissons	À consommer régulièrement, idéalement environ 2 fois par semaine.
Frais, surgelés	À privilégier, surtout les poissons riches en acides gras oméga-3 : saumon, maquereau, sardine, hareng.
Panés, plats préparés industriels, autres...	Interdits*.
Crustacés, coquillages	Selon envie.
Viande	Viandes maigres, 3 fois par semaine en moyenne.
Fraîche, surgelée	À privilégier.
Plats préparés industriels	Interdits*.

Jambons, cuit et cru	Selon envie, sans le gras.
Autres charcuteries (saucisse, saucisson, rillettes…)	Occasionnellement, 1 fois par mois.
Pain	Pain blanc interdit.
Pain complet, multicéréale, de boulangerie	À privilégier.
Pains fantaisie, industriels	Interdits*.
Biscottes	Biscottes complètes uniquement si pas de pain.
Produits laitiers	Utiles.
Lait	Selon tolérance.
Produits laitiers ultrafrais (yaourt, fromage blanc, faisselle…)	À privilégier, sans sucre ajouté.
Fromages secs et salés	Limiter si nécessité de bien contrôler son poids.
Desserts lactés sucrés (flan, crème vanille…) Crème	Interdits*.
Boissons	Eau**. Thé vert, café, boisson alcoolisée très occasionnellement.

* Tous les produits industriels ne sont pas à considérer de la même manière mais il y a tellement de produits avec sucre ajouté dans différentes préparations transformées (sirop de glucose, glucose…), de matières grasses, le tout avec un étiquetage

totalement insuffisant sur la nature et les concentrations des produits ajoutés. Espérons une amélioration générale de la qualité des produits et un meilleur étiquetage, c'est-à-dire visible et parfaitement compréhensible !
** L'eau est la seule boisson dont l'organisme a besoin. La prévention du diabète passe par la consommation d'eau tout au long de la vie, alors que neuf enfants sur dix boivent divers jus industriels (soda, jus de fruit à forte concentration en sucre ou édulcorant...). La première des mesures préventives contre le diabète est tout simplement l'éducation à la consommation d'eau chez l'enfant.

Le diabète traité par insuline

Le diabète de type 2 est à différencier du diabète de type 1 nécessitant des injections d'insuline. Cependant la personne diabétique de type 2, au stade où ses sécrétions d'insuline sont insuffisantes, doit elle aussi passer par une thérapie par l'insuline.

Les 10 règles alimentaires en cas d'injection d'insuline

1. L'ajustement de votre taux de sucre dans le sang ne doit pas se faire par l'alimentation, mais par le bon dosage des injections d'insuline.

2. Maintenir une ration en sucre (glucide) constante d'un jour à l'autre et éviter les produits à index glycémique élevé (voir p. 335).

3. Assurer une régularité des prises alimentaires : trois repas par jour (si une collation est prise, elle doit l'être tous les jours, à peu près à la même heure, et dans des quantités similaires) ; ne pas sauter de repas ; manger à heures fixes ; ne pas prendre de boisson sucrée (sauf circonstances particulières de malaise hypoglycémique).

4. Favoriser l'association de légumes frais cuits à des féculents (à au moins l'un des repas) : légumes verts cuits avec une portion de féculents (150 à 200 g cuits), soit environ 4 cuillères à soupe (riz complet, pâtes complètes, légumes secs...). Limiter la consommation des fruits et légumes les plus sucrés (voir p. 203).

5. Pour les produits industriels, nombreux sont ceux avec sucre ajouté. Les mentions ne sont pas toujours très claires et les informations sur les produits vendus en vrac ou en semi-vrac sont inexistantes ou insuffisantes : viennoiseries, biscuits, gâteaux, desserts lactés sucrés.

Bien lire les étiquettes des produits emballés (sucres = glucides, parmi eux le glucose).

Les édulcorants ou substituts du sucre sont d'un intérêt non démontré.

6. Avant tout effort physique, le diabète doit être bien équilibré. Augmenter, au repas précédent l'effort, votre ration en féculents ou en pain complet (ou multicéréale).

7. Toujours boire suffisamment d'eau du robinet. En cas de forte chaleur, boire quelques verres d'eau assez minéralisée type Contrex®, Courmayeur®, Hépar®, St Yorre®...

8. En cas de repas copieux (mariages, anniversaires,

repas festifs entre amis), l'idéal est d'injecter la moitié de la dose d'insuline avant le repas et l'autre moitié à la fin ; en cas d'hyperglycémie franche, faire une injection supplémentaire d'insuline rapide ou ultrarapide ; au cours du repas, repérer les aliments les plus riches en glucides d'assimilation rapide (à index glycémique élevé) et les éviter.

Rester prudent avec les produits alcoolisés, même occasionnellement.

9. Cuisiner léger : à la vapeur, à l'étouffée, au court-bouillon, au four, en papillote de papier sulfurisé.

10. En cas de malaise hypoglycémique senti ou si la glycémie est inférieure à 0,6 g/l, prendre un produit sucré tel que 150 ml de jus de fruit, une eau sucrée (3 morceaux), ou 2 bonbons ou 1 barre chocolatée ou une pâte de fruit, puis consommer une à deux tranches de pain multicéréale.

L'idéal est d'avoir toujours six morceaux de sucre avec soi : trois en cas d'hypoglycémie, les trois autres en réserve ; ils sont parfois utiles lors d'une seconde hypoglycémie.

Place des plantes et des compléments alimentaires

Il n'existe pas de plante spécifique pour le diabète. Le fenugrec a la réputation de diminuer le taux de sucre dans le sang, mais il semble stimuler l'appétit ! D'autres plantes peuvent être consommées selon les indications : troubles digestifs, circulatoires, sous forme de tisane sans sucre.

▪ *Dialyse, hémodialyse, insuffisance rénale*

Lorsque les reins n'assurent plus leur rôle de filtre, un appareillage est nécessaire trois fois par semaine pour épurer le sang (hémodialyse). Des règles précises sont à respecter entre les séances d'hémodialyse ; parallèlement, il est indispensable de veiller à bien se nourrir, c'est-à-dire à ne pas se dénutrir, d'où quelques grandes règles.

Bien contrôler les apports en eau

Différents liquides (eau, thé, tisane, bouillon, soupe...) sont autorisés, à raison de 500 ml/j, un peu plus en fonction de la diurèse (ce qui est uriné). Cela correspond par exemple à une tasse de thé le matin (150 ml), deux verres d'eau dans la journée (150 ml x 2), une petite tasse de café (frais, non soluble instantanément) dans la journée (50 ml).

Choisir l'eau du robinet ou une eau embouteillée, mais peu minéralisée, type Évian®, Volvic®, Mont-Roucous®.

Éliminer les produits alimentaires les plus riches en potassium

	Inférieur à 300 mg	300 à 500 mg	Plus de 500 mg
Fruits secs (abricots, raisins...)			×
Châtaignes		×	
Légumes secs (lentilles, haricots...) et céréales complètes		×	
Fruits oléagineux (noix, pistaches...)			×
Cacao et préparation à base de chocolat			×
Pommes de terre*		×	
Avocat		×	
Soja		×	
Ketchup		×	
Potages et bouillons industriels**			×
Sauces industrielles**			×
Feuilletés, quiches, pizzas industrielles**			×
Légumes frais	×		
Légumes à feuilles : épinards, oseille, choux, persil, champignons		×	
Fruits frais (sauf banane)	×		

Banane		×	

* L'apport en pommes de terre doit être bien contrôlé (éventuellement deux fois par semaine, la veille de la dialyse sous forme de purée ou à l'eau) ; les frites et les chips sont en revanche à proscrire de l'alimentation.
** Concentration en potassium et en sel variable selon les marques.

Bien contrôler les apports en sel

Limiter au maximum l'apport en sel (voir p. 333) et ne pas utiliser de sel de substitution à base de potassium.

Limiter l'apport des produits riches en phosphore

- Les produits laitiers apportent du calcium mais aussi du phosphore ; choisir ceux qui en contiennent le moins : yaourt, fromage blanc, faisselle.
- Éviter les produits suivants concentrés en phosphore :
  – fromages secs (surtout ceux à pâte pressée comme le gruyère, l'emmenthal, le comté...) qui en plus sont salés,
  – fromages fondus (crèmes de gruyère...),
  – crustacés,
  – poissons en conserves,
  – moutarde, levure sèche,
  – nougat.
- De nombreux additifs alimentaires contiennent des phosphates et peuvent être présents en quantité non-négligeable dans de multiples plats préparés. Sur les

étiquettes, on les repère aux numéros E450, E451, E452 (polyphosphates), E541, E1410 à 1412, E101, E339 à 341.

Orientation de votre journée au plan alimentaire :

- *Petit déjeuner*
  - Café ou thé : 1 tasse (150 ml) ;
  - Pain sans sel ou biscottes sans sel : 2 à 3 ;
  - Beurre ou margarine : 10 g environ ;
  - Confiture ou miel : 2 à 3 cuillères à café.

- *Déjeuner*
  - Crudités variées de saison avec vinaigrette non salée ;
  - Viande ou poisson (100 g environ) ou 1 œuf ;
  - 1 part de féculent : riz, pâtes, semoule (2 à 3 cuillères à soupe) selon faim, associé aux légumes frais cuits ;
  - 1 yaourt nature sucré ;
  - 1 verre d'eau (150 ml) ou 1 fruit ;
  - Café (40 ml).

- *Dîner*
  - Salade ;
  - 1 part de viande ou poisson ou 1 œuf (si non pris le midi, ou en petite quantité) ;
  - 1 part de légumes verts cuits dans deux eaux ;
  - Fromage blanc sucré (3 cuillères à soupe environ) ;
  - 1 fruit cru ;
  - Pain sans sel (1 à 2 tranches de 20 g) ;
  - 1 verre d'eau ou de vin (150 ml).

▪ *Diarrhées*

Inutile d'expliquer ce qu'est une diarrhée ! Il s'agit le plus souvent d'une accélération aiguë et transitoire du transit intestinal. Elle est généralement bénigne et d'origine virale ; en revanche, si elle perdure, il faut toujours en rechercher la cause (une malabsorption, une insuffisance pancréatique...) ou un contexte infectieux particulier.

Principes du traitement nutritionnel	**Éliminer les fruits et légumes** (apports en fibres d'origine végétale). **Boire suffisamment d'eau.** **Éviter les fritures et le lait.**
Fruits et légumes	À supprimer transitoirement sauf :
Frais, surgelés	Carottes cuites uniquement.
Conserves, plats préparés industriels, autres	Seules sont autorisées les gelées de fruits.
Fruits secs	Supprimer.
Féculents	Tolérance variable selon les catégories de produits.
Légumes secs	Supprimer.
Pommes de terre	En purée.
Céréales et dérivés (riz, pâtes, semoule...)	Riz conseillé, tout comme les dérivés du blé type semoule et le quinoa.
Œufs	Œufs durs.
Poissons	Autorisés selon envie, cuisson à la vapeur.

Frais, surgelés	À privilégier.
Panés, plats préparés industriels, autres…	À exclure.
Crustacés, coquillages	Selon tolérance pour les crustacés, coquillages à supprimer.
Viande	Viandes maigres, cuisson sans matière grasse.
Fraîche, surgelée	À privilégier.
Plats préparés industriels	À exclure.
Jambons, cuit et cru	Conseillés, sans le gras.
Autres charcuteries (saucisse, saucisson, rillettes…)	Supprimer.
Pain	Autorisé selon le type de pain.
Pain complet, multicéréale, de boulangerie	À supprimer.
Pains fantaisie, industriels	Prendre uniquement du pain blanc.
Biscottes	Autorisées si pas de pain.
Produits laitiers	Seulement les produits sans lactose.
Lait	Supprimer (forte concentration en lactose).
Produits laitiers ultrafrais (yaourt, fromage blanc, faisselle…)	Fromage blanc selon tolérance.
Fromages secs et salés	Autorisés, surtout les fromages comme le gruyère.

Desserts lactés sucrés (flan, crème vanille...) Crème	En quantité modérée.
Boissons	Eau du robinet. Bouillon clair (sans légumes). SOR (solution orale de réhydratation disponible en pharmacie). Eau fortement minéralisée (type St Yorre®).

Ce régime restrictif n'est à mettre en place que quelques jours (2 à 3 jours) en fonction de l'importance de la diarrhée. On réintroduit ensuite progressivement les fruits cuits (compotes) et les légumes bien cuits, ceux à fibres dures restant encore à éviter (céleri, salsifis, choux, navets, poivrons et poireaux). Les fruits frais et les légumes frais type crudités seront réintroduits en dernier.

Chez les enfants et les personnes âgées, en cas de diarrhée, il est indispensable d'être très vigilant en raison du risque de déshydratation et de ses conséquences. Toute perte de poids de plus de 5 % chez un nourrisson nécessite une hospitalisation, surtout si la diarrhée s'accompagne de vomissements. Elle est impérative entre 5 et 10 %. Pour les seniors, et plus particulièrement les grands seniors, la déshydratation peut survenir sans sensation de soif.

Place des plantes et des compléments alimentaires

Différentes plantes ont une action à la fois astringente et antiseptique (antibactérienne) : la myrtille (feuille et fruit), le noyer (feuille), le caroubier (graine). Mais le plus simple, de nos jours, est d'utiliser pour les diarrhées aiguës bénignes, l'argile sous forme prête à l'emploi comme le Smecta® (1 à 3 sachets par jour).

En fonction de la cause de la diarrhée, et notamment de la présence ou non de fièvre, des traitements médicaux spécifiques sont à mettre en place après avis du médecin traitant.

▪ *Diverticules, diverticulose du côlon*

Les diverticules sont de petits sacs herniaires qui se forment au niveau du côlon ou du gros intestin. Ils sont surtout présents (dans 95 % des cas) dans sa portion terminale appelée sigmoïde. La formation des diverticules est largement liée au mode de vie occidental car ils sont absents dans les peuplades dites « primitives » qui ont une alimentation végétale abondante. La prévalence de la diverticulose augmente avec l'âge, allant jusqu'à atteindre 50 % des personnes les plus âgées, mais il existe aussi quelques rares formes touchant les sujets jeunes (maladie d'Ehlers-Danlos).

La présence de diverticules est le plus souvent révélée par une crise aiguë dénommée diverticulite qui se manifeste par de très violents maux de ventre.

L'accompagnement alimentaire en cas de crise de diverticulite est radicalement différent de celui en période sans douleur.

En cas de diverticulite

Un régime « sans résidu strict » (voir p. 296), dénommé aussi « pauvre en résidus », est préconisé pendant environ un mois (la durée de ce régime dépend de la sévérité de l'affection), puis un régime « sans fibres » (voir p. 299), également appelé « pauvre en fibres », est mis en place.

En cas de diverticulose sans douleur ni inflammation (dite « asymptomatique »)

Il convient, au contraire de la situation précédente, d'avoir une alimentation riche en fibres. Il faut suivre les recommandations proposées en cas de constipation.

Certains aliments néanmoins sont à éviter, notamment les produits contenant de petites graines et des pépins car ceux-ci risquent de se loger dans les diverticules et peuvent potentiellement entraîner de nouveaux épisodes d'inflammation, voire d'infection. Il faut également limiter la consommation des aliments fermentescibles, comme les choux, les oignons et les légumes secs en excès. Par la production de gaz, ils induisent une augmentation de la pression dans le côlon pouvant favoriser le développement d'épisode aigu.

En résumé, lutter contre la constipation et éviter les aliments à petites graines ou pépins :
- fruits frais : figues, raisins, kiwis, fraises, framboises, groseilles, mûres, kakis ; mais aussi fruits sous forme de

confiture, en conserve ou en morceaux dans des yaourts ou des glaces ;
- pain avec graines de sésame, de pavot ;
- légumes : tomates et courgettes non-épépinées (selon tolérance).

Place des plantes et des compléments alimentaires

Les plantes conseillées en cas de constipation et adoucissantes sont la mauve et la guimauve essentiellement.

▪ *Eczéma, psoriasis*

En cas d'eczéma, mais aussi de psoriasis, il est légitime de rechercher des solutions non médicamenteuses pour éviter ou limiter l'usage de produits à base de cortisone.

S'il n'y a malheureusement pas de solution miracle, une bonne hygiène alimentaire associée à des tisanes dites « dépuratives » soulage.

Principes du traitement nutritionnel	**Apport en fruits et légumes frais à chaque repas**. Choisir les **produits bio** pour éviter ou limiter la présence de résidus de pesticides et l'excès d'additifs alimentaires. Apport suffisant en produits **riches en acides gras oméga-3** : poissons gras, huile de colza et de noix, mais aussi fruits oléagineux comme les noix et les amandes.
Fruits et légumes	À chaque repas, légumes frais + fruits frais.
Frais, surgelés	À privilégier. Cuisson *al dente* pour préserver les vitamines.
Conserves, plats préparés industriels, autres	À éviter.
Fruits secs	3 à 4 par jour, oléagineux (amande, noix, noisette) en l'absence d'allergies à ces produits, mais aussi abricots secs, raisins secs...
Féculents	À l'un des repas.
Légumes secs	3 à 4 fois par semaine.
Pommes de terre	Limiter la matière grasse.
Céréales et dérivés (riz, pâtes, semoule...)	En alternance avec les légumes secs.
Œufs	3 à 5 par semaine en moyenne.
Poissons	Environ 2 fois par semaine : maquereau, saumon, sardine, flétan.
Frais, surgelés	À privilégier.

Panés, plats préparés industriels, autres...	À éviter.
Crustacés, coquillages	Selon envie.
Viande	Viande maigre, 3 fois par semaine en moyenne.
Fraîche, surgelée	À privilégier.
Plats préparés industriels	À éviter.
Jambons, cuit et cru	Sans gras.
Autres charcuteries (saucisse, saucisson, rillettes...)	Occasionnellement (1 fois par mois).
Pain	Ne pas dépasser l'équivalent d'une demi-baguette par jour.
Pain complet, multicéréale, de boulangerie	À privilégier.
Pains fantaisie, industriels	À éviter.
Biscottes	Selon les envies, si pas de pain.
Produits laitiers	Dans le cadre d'un bon équilibre alimentaire, 2 à 3 par jour si absence d'allergie.
Lait	Selon tolérance.
Produits laitiers ultrafrais (yaourt, fromage blanc, faisselle...)	À privilégier.
Fromages secs et salés	Ne pas dépasser 60 g par jour (30 g est l'équivalent de 1/8e de camembert).

Desserts lactés sucrés (flan, crème vanille...) Crème	Occasionnellement (2 fois par mois).
Boissons	Boissons alcoolisées très occasionnellement (présence de sulfites).

Place des plantes et des compléments alimentaires

Tisane dépurative
Pensée sauvage : 20 g
Lavande : 60 g
Soucis : 60 g

1 cuillère à soupe du mélange pour un bol d'eau. Porter à ébullition, retirer du feu, laisser infuser 10 minutes et boire 2 bols par jour par cure de 20 jours par mois.

Cette tisane est agréable ; de nombreuses autres plantes existent avec des fonctions dépuratives dans l'usage traditionnel mais elles sont amères et il est difficile d'en prendre pendant longtemps.

Les huiles de bourrache et d'onagre trouvées en gélule sous forme de compléments alimentaires ont, à notre sens, un intérêt limité ; elles ont l'inconvénient d'apporter des acides gras oméga-6, qui sont déjà trop présents dans notre alimentation.

▪ *Estomac, maux d'estomac*

L'ulcère de l'estomac ou du duodénum, mais aussi les gastrites (inflammations de la muqueuse de l'estomac) peuvent être liés à la prise de certains médicaments comme les anti-inflammatoires, mais surtout à la présence dans l'estomac d'une bactérie dénommée *Helicobacter pylori*. Les douleurs du ventre sont d'intensité variable ; elles se situent au niveau du plexus et peuvent irradier vers le dos (douleurs transfixiantes).

Des médicaments efficaces existent ; ils sont à prendre après avis médical. Au plan alimentaire, il s'agit de mesures complémentaires ; on distingue les aliments à déconseiller car irritants ; et ceux à recommander car protecteurs. Les mesures proposées ne le sont qu'à la phase aiguë et il faut éviter que la ration alimentaire ne soit déséquilibrée.

L'excès de sel dans l'alimentation favorise l'apparition des cancers de l'estomac.

Principes du traitement nutritionnel	**Manger lentement, en mastiquant bien.** Ne pas prendre de plats trop chauds mais **tièdes** ou à température ambiante. **Éviter** : • **Vinaigre, agrumes** comme les citrons, les oranges, les mandarines, les pamplemousses, mais aussi, selon les susceptibilités individuelles, les kiwis et les légumes comme la tomate. Prudence avec les épices en excès et les plats trop salés. • **Les produits gras** car ils ralentissent la digestion : ne pas dépasser 2 cuillères à soupe d'huile végétale par jour et un peu de beurre (10 g = 1 plaquette restaurant ou l'équivalent en margarine). Le glutamate monosodique (exhausteur de goût E621 à 624) a aussi cette propriété. **Favoriser :** **Une alimentation ovolactée**, avec produits laitiers et œufs (en quantité raisonnable). **Végétaux cuits ou *al dente*** (mi-cuits).
Fruits et légumes	Choisir les cuits ou mi-cuits ; limiter la consommation des crus (consommation à adapter selon la tolérance).
Frais, surgelés	Éventuellement 1 fruit cru bien mûr par jour, 1 portion de salade tendre, des légumes cuits sauf poireau, céleri, salsifis (fibres dures).

Conserves, plats préparés industriels, autres	Compotes et confitures uniquement.
Fruits secs	À exclure.
Féculents	À choisir selon tolérance.
Légumes secs	Éviter.
Pommes de terre	Consommer sans matière grasse.
Céréales et dérivés (riz, pâtes, semoule...)	Ne pas choisir « complet » (présence parfois en excès de fibres fermes).
Œufs	Jusqu'à 5 par semaine.
Poissons	Recommandés dans le cadre d'un bon équilibre alimentaire.
Frais, surgelés	À privilégier.
Panés, plats préparés industriels, autres...	À supprimer (surtout si plus de 10 g de lipides pour 100 g de produit).
Crustacés, coquillages	Selon les envies.
Viande	Viande maigre, 3 fois par semaine en moyenne.
Fraîche, surgelée	À privilégier.
Plats préparés industriels	À supprimer (surtout si plus de 10 g de lipides pour 100 g).
Jambons, cuit et cru	Selon les envies, mais sans excès et sans gras.
Autres charcuteries (saucisse, saucisson, rillettes...)	À supprimer.

Pain	Ne pas dépasser 120 g par jour (une demi-baguette).
Pain complet, multicéréale, de boulangerie	Pain blanc car non irritant.
Pains fantaisie, industriels	À supprimer.
Biscottes	Selon les envies, si pas de pain.
Produits laitiers	À privilégier.
Lait	Recommandé si bonne tolérance digestive.
Produits laitiers ultrafrais (yaourt, fromage blanc, faisselle...)	À favoriser.
Fromages secs et salés	Limiter à cause de la teneur en matière grasse : 1 portion de 30 g par jour.
Desserts lactés sucrés (flan, crème vanille...) Crème	Occasionnellement, 1 fois par semaine.
Boissons	Boire plutôt en dehors des repas et éviter les boissons gazeuses. L'eau est la seule boisson utile. Pas de boissons alcoolisées ou très exceptionnellement, pas de vin blanc. Thé et café pris avec parcimonie.

Place des plantes

La plante la plus classiquement préconisée est la réglisse, mais elle a l'inconvénient de favoriser les hausses de tension artérielle. Pour une personne avec une tension artérielle normale, la réglisse peut être sucée en quantité raisonnable, 1 à 2 fois par jour, pendant la durée des troubles.

La matricaire (ou camomille allemande) et la mauve peuvent aussi soulager.

Tisane
Matricaire : 50 g
Mauve : 50 g

3 cuillères à soupe du mélange pour 1 litre d'eau, porter à ébullition, retirer du feu, laisser infuser 10 minutes, filtrer et boire dans la journée.

Place des compléments alimentaires

Un apport en fer peut être nécessaire après bilan sanguin et avis médical (possibilité de petits saignements dits « occultes » de la muqueuse de l'estomac).

- *Fatigue*

La fatigue a de multiples causes. Elle peut être due à un simple manque de sommeil, à un surcroît de stress, de travail, au changement de saison, mais aussi à une baisse du nombre de globules rouges (anémie) ou à d'autres causes dites « organiques » – causes nécessitant une thérapeutique médicale spécifique. Dans tous les cas, il est indispensable de modifier la composante alimentaire pour atténuer le trouble.

Toute fatigue est aussi, quelle que soit sa cause, une source de déséquilibre alimentaire avec soit un manque d'appétit associé à un risque de déficit d'apport en vitamines, minéraux, soit, au contraire, une recherche de nourriture inadaptée, sucrée par exemple (biscuits, gâteaux...).

Quant à la fatigue chronique, ce trouble entre dans le cadre des maladies émergentes liées en partie à la chimie environnementale (voir p. 111), même si, dans certaines formes, l'hypothèse d'un virus contaminant est avancée.

Une alimentation équilibrée est indispensable pour combattre la fatigue. Attention à ne pas manquer de ces différents micronutriments :

- Vitamine C

  Sources principales :
  - agrumes (orange, citron...) : 2/j au minimum en hiver ;
  - persil : en saupoudrer vos préparations ;
  - au printemps et en été : fruits rouges (cerise, cassis, fraise...).
- Vitamine B_9

  Sources faciles à se procurer :
  - légumes à feuilles (laitue, épinards...) et autres légumes verts, modérément cuits pour préserver les vitamines (haricots verts) ;

– fromages persillés : bleus... ; chèvres ;
– levure.

• Fer

Sources les plus intéressantes (bonne assimilation du fer) :
– viandes (rouges, blanches) ;
– poissons.

• Magnésium

Sources principales :
– légumes secs, fruits secs ;
– eau type Hépar® : 1 à 2 verres par jour.

Consommez l'un ou l'autre de ces produits tous les jours, même en petite quantité.

Quatre autres règles sont essentielles :

1. Ne pas abuser de café et autres produits à base de caféine : thé, guarana, maté, cola. Ils excitent sans réduire les causes de la fatigue et épuisent l'organisme. L'excès de café et de thé réduit également l'absorption du fer apporté par aliments. (Heureusement, uniquement à partir de doses élevées, soit supérieures à cinq tasses par jour.)

2. Éviter les produits avec sucre ajouté (biscuits, sucreries diverses...). En cas d'attirance pour le sucré, prendre les fruits les plus sucrés, c'est-à-dire bien mûrs.

3. Éviter la plupart des produits industriels. Ils sont généralement, par leur mode de fabrication, appauvris en vitamines et en éléments minéraux nécessaires à une bonne dynamique vitale. Si les aliments industriels sont restaurés en micronutriments (vitamines...), ils le sont le plus souvent avec des produits de synthèse dont on ignore pratiquement tout des modes de fabrication et de l'utilisation des solvants.

4. L'activité physique permet aussi, paradoxalement, de lutter efficacement contre les fatigues, surtout celles dites « de tension ».

Place des plantes

De multiples plantes existent pour combattre la fatigue. Celles, comme nous l'avons dit, à base de caféine sont à rejeter où à utiliser avec précaution. Seules les plantes dites « adaptogènes » sont à conseiller en fonction du contexte :

- l'éleuthérocoque est la plante à préconiser en priorité, en gélule de 300 mg, 1 à 2 par jour (contre-indication si hypertension artérielle).
- le ginseng traditionnel (s'il a plus de six ans d'âge) est aussi une plante de choix.
- le thym, en France, est certainement une plante de choix.

En Polynésie, on conseille le noni (*Morinda citrifolia*) pour combattre de multiples affections (contre les infections, pour améliorer la fonction auditive...) De fait, il semble combattre la fatigue. Une plante d'avenir pour les Occidentaux ?

Le reishi, un champignon, est quant à lui conseillé en Asie lorsque les fatigues persistent et lorsqu'il existe un « fond de tristesse », comme le rapporte le Dr Franck Gigon.

La spiruline est à la mode ; à cause de ses composés

en protéines, éléments minéraux et autres microconstituants, elle est surtout utile en cas de fatigue avec perte d'appétit et dans les pays où règne une malnutrition endémique.

Place des compléments alimentaires

En cas d'alimentation déséquilibrée et dans la phase de rééquilibre, une aide par des polyvitamines naturelles peut être envisagée sur une période de quelques semaines, une prescription qui nécessite d'être encadrée par le médecin traitant ou le pharmacien.

▪ *Gluten, intolérance au gluten, maladie cœliaque*

Le gluten est une protéine que l'on trouve dans le blé, le seigle, l'orge et, dans une moindre mesure, l'avoine. Seule une partie de la gliadine qui compose le gluten a des effets négatifs. La vraie intolérance au gluten se caractérise par une maladie appelée la maladie cœliaque. Il s'agit d'une maladie inflammatoire du tube digestif qui se manifeste par des diarrhées plus ou moins marquées, de la fatigue, une anémie (baisse de la concentration des globules rouges). Il existe des formes *a minima* d'intolérance au gluten avec des troubles digestifs tels que flatulences, douleurs du ventre...

La présence de gluten est obligatoirement mentionnée sur les étiquettes alimentaires. Ne pas prendre les produits indiquant :

- Amidon de blé/amidon modifié de blé ;
- Blé ou froment ;
- Farine de blé ;
- Amidon issu de blé, orge, seigle, avoine ;
- Acides aminés végétaux (*sans autre précision sur l'étiquette*) ;
- Épeautre (blé ancien) ;
- Gélifiants (*sans autre précision*) ;
- Kamut (blé ancien) ;
- Malt/extrait de malt ;
- Matières amylacées (*sans autre précision*) ;
- Pain azyme (farine de blé) ;
- Polypeptides ou protéines végétales ;
- Triticale (hybride de blé et de seigle) (*sans autre précision*) ;
- Gruau ;
- Liant protéinique (*sans autre précision*) ;
- Additif E1404 à E1451 (tous les amidons utilisés comme additifs : stabilisant, gélifiant, agent d'enrobage).

Attention, les produits vendus en vrac et en semi-vrac, et les produits traiteurs ne sont pas toujours correctement étiquetés et peuvent contenir du gluten.

Il faut également se méfier de certains produits d'importation dont la traduction en français des ingrédients est parfois incomplète, bien que la réglementation oblige à un affichage rigoureux.

Principes du traitement nutritionnel	**Éliminer tous les produits à base de blé, seigle, orge, avoine** et remplacer par le maïs, le riz, mais aussi le millet, le tapioca, le sarrasin. Liste des produits pouvant contenir du gluten régulièrement mise à jour : www.afdiag.org et www.maladiecoeliaque.com
Fruits et légumes	Autorisés pour les produits bruts non transformés.
Frais, surgelés	À privilégier.
Conserves, plats préparés industriels, autres	Prudence, bien lire les étiquettes. Interroger le vendeur pour les produits traiteurs et vendus en vrac.
Fruits secs	Autorisés.
Féculents	Uniquement les produits sans gluten : - Farine et semoule de maïs, - Pomme de terre, riz, - Maïzena.
Légumes secs	Autorisés.
Pommes de terre	À privilégier (en quantité raisonnable et limitées en matière grasse).
Céréales et dérivés (riz, pâtes, semoule...)	Riz, maïs mais jamais les dérivés du blé (pâtes, Ébly, semoule).
Œufs	3 à 5 par semaine.
Poissons	Dans le cadre d'un bon équilibre alimentaire : 3 fois par semaine.
Frais, surgelés	À privilégier.

Panés, plats préparés industriels, autres…	Panés interdits, autres produits selon présence ou non de gluten, mais par principe, à limiter.
Crustacés, coquillages	Autorisés.
Viande	Viande maigre 3 à 4 fois par semaine.
Fraîche, surgelée	À privilégier.
Plats préparés industriels	Prudence, à éviter. Tous les plats industriels peuvent contenir du gluten (attention aux plats traiteurs et aux produits en vrac).
Jambons, cuit et cru	Autorisé.
Autres charcuteries (saucisse, saucisson, rillettes…)	À éviter.
Pain	Pain courant interdit.
Pain complet, multicéréale, de boulangerie	Interdit.
Pains fantaisie, industriels	Interdits, mais il existe des préparations à base de farine sans gluten.
Biscottes	Interdites.
Produits laitiers	Dans le cadre d'un bon équilibre alimentaire.
Lait	Pas à la phase de diarrhée.
Produits laitiers ultrafrais (yaourt, fromage blanc, faisselle…)	Autorisés.

Fromages secs et salés	Autorisés.
Desserts lactés sucrés (flan, crème vanille...) Crème	Prudence, comme pour tous les produits transformés.
Boissons	Bière interdite (à base d'orge).

L'avenir semble prometteur grâce à la découverte d'enzymes protéolytiques (PEP Propyl Endopeptidase, EP-32) qui permettent d'augmenter la tolérance au gluten. De nombreux tests sont encore à mener avant de les utiliser comme médicaments chez l'homme et, à terme, il n'est pas exclu de pouvoir les ajouter directement dans des préparations alimentaires.

Même si le régime sans gluten est contraignant, c'est le seul traitement actuellement envisageable en cas de la maladie cœliaque. De nombreux produits sans gluten existent sur le marché, ce qui permet de varier l'alimentation.

En pharmacie, on peut acheter des produits diététiques sans gluten, avec vignette. Ils sont en partie remboursés dans le cadre de la « prise en charge des aliments sans gluten » (arrêté du 25 mars 2004).

Place des plantes

Les tisanes de mélisse améliorent la digestion et présentent un intérêt lors d'intolérance au gluten. Le thym ajouté stimule l'organisme (usage traditionnel).

Tisane
Mélisse : 60 g
Thym : 60 g

1 cuillère à soupe du mélange pour 1 bol d'eau, porter à ébullition, laisser infuser 10 minutes, filtrer et boire 2 bols dans la journée.

Place des compléments alimentaires

Ils sont souvent nécessaires au moment de la découverte de la maladie, le phénomène de malabsorption provoquant des déficits en vitamines et minéraux. Il s'agit de prises encadrées sur prescription et suivi médical.

▪ *Goutte*

La goutte se caractérise par des douleurs très aiguës de l'articulation du gros orteil liées à des dépôts d'urates dans les articulations, eux-mêmes dus à un excès d'acide urique (hyperuricémie) dans le sang. La cause de cet excès doit toujours être recherchée car elle peut avoir des origines multiples.

Une alimentation bien orientée contribue à éviter les récidives.

Principes du traitement nutritionnel	Avoir une **alimentation pauvre en purines d'origine animale** : foie, rognon, thon, truite, anchois, sardine, crustacés. **Boire beaucoup, au moins 1,5 l** d'eau par jour et lutter contre l'acidité des urines par la consommation d'eaux antiacides dites « alcalines ». Ne pas consommer de boissons alcoolisées. **Lutter contre le surpoids et l'obésité.**
Fruits et légumes	Crus et/ou cuits à tous les repas.
Frais, surgelés	À privilégier.
Conserves, plats préparés industriels, autres	Occasionnellement des légumes nature dans des bocaux en verre.
Fruits secs	2 à 3 par jour.
Féculents	À bien choisir et en quantité limitée à cause de l'apport calorique.
Légumes secs	Interdits : pois chiches, haricots secs, soja (haricot mungo).
Pommes de terre	À la vapeur ou en purée (3 cuillères à soupe).
Céréales et dérivés (riz, pâtes, semoule...)	3 cuillères à soupe en alternance avec pommes de terre à l'un des repas de la journée.
Œufs	3 à 5 par semaine.
Poissons	Uniquement du poisson blanc et maigre.
Frais, surgelés	À privilégier.

Panés, plats préparés industriels, autres...	À éviter.
Crustacés, coquillages	À limiter.
Viande	Uniquement des viandes maigres. Petite portion de 80 g, 2 à 3 fois par semaine.
Fraîche, surgelée	À privilégier.
Plats préparés industriels	Supprimer.
Jambons, cuit et cru	Sans excès. Tranches fines sans gras.
Autres charcuteries (saucisse, saucisson, rillettes...)	Interdites surtout abats.
Pain	Sans excès, ne pas dépasser l'équivalent d'un tiers de baguette par jour.
Pain complet, multicéréale, de boulangerie	À privilégier.
Pains fantaisie, industriels	À éviter.
Biscottes	Selon envie, sans excès.
Produits laitiers	Dans le cadre d'un bon équilibre alimentaire.
Lait	Selon tolérance.
Produits laitiers ultrafrais (yaourt, fromage blanc, faisselle...)	À favoriser.
Fromages secs et salés	À limiter.

Desserts lactés sucrés (flan, crème vanille...) Crème	Occasionnellement.
Boissons	Il est essentiel de bien choisir une eau antiacide, c'est-à-dire alcaline : Célestins® et St Yorre®, idéales car riches en bicarbonate, mais présence de sodium. Badoit®, Quezac®, Salvetat®, moins concentrées en bicarbonate mais aussi moins en sodium, donc boissons à favoriser, surtout en cas d'hypertension artérielle. Rappelons que les boissons alcoolisées sont à proscrire, particulièrement la bière.

▪ *Grossesse, prévention des troubles pour la mère et l'enfant*

L'alimentation de la femme enceinte apparaît de plus en plus comme essentielle quant à l'évolution de l'état de santé du futur enfant et adulte. Elle ne doit pas être vue uniquement sous le prisme déformant du contrôle de la prise de poids, + 11,5 kg environ pour une mère de poids normal selon les normes actuelles. L'embryon, petit être humain en devenir, est extrêmement vulnérable, ses cellules et ses organes étant en formation. Tirons la sonnette d'alarme concernant l'exposition aux produits chimiques. L'apparition du surpoids, de l'obésité, de malformation et des cancers chez l'enfant et l'adulte – pour ne parler que de ces affections – est pour partie dépendante de ce qu'aura consommé la mère pendant sa grossesse et de son degré d'exposition à différentes substances présentes dans l'environnement (solvants... voir p. 77).

Sont bien évaluées les conséquences de déficit d'apport en tels ou tels éléments nutritionnels (vitamine B_9 ou acide folique, fer...), de même que les excès d'apports en gras, en sucre et en alcool. Les risques liés aux micro-organismes sont également bien connus (listériose, toxoplasmose).

La règle pour la femme enceinte devrait être de ne pas manger deux fois plus, mais de manger pour deux, et au moins deux fois mieux, en limitant au maximum l'exposition aux divers contaminants chimiques et microbiens !

Principes du traitement nutritionnel	**Ne pas manquer de vitamine B_9** (salade, noix, même si ce ne sont pas les aliments qui en ont la plus forte concentration. Les noix apportent aussi des acides gras oméga-3). **Ne pas manquer de fer** (poisson, viande), **de calcium** (produits laitiers), **de magnésium** (légumes secs). **Bien cuire tous les mets** (essentiellement à l'eau) pour éviter la listériose* (listeria, une bactérie dont la présence est possible dans les produits à base de lait cru, de viandes et de poissons fumés, produits non-cuits, charcuteries crues, mais aussi sur des légumes mal lavés. Sont également interdits : surimi, tarama, sushi, coquillages). Le toxoplasme, parasite donnant la toxoplasmose, peut être présent dans la viande, notamment de mouton ; il est détruit, lui aussi, par la chaleur.

	Ne pas prendre de dorade, espadon, thon, marlin, siki car risque de contamination par le méthylmercure. **Réduire les apports en caféine** (café, cola...) car risque majoré de fausse couche. Pour les cafés décaféinés, ne choisir que ceux à l'eau et non à base de dichlorure. **Éviter tous les produits chimiques de synthèse** ; tous n'ont pas la même dangerosité, mais **ne consommer que du bio** – risque moindre de résidus de pesticides –, éviter tous les plats industriels avec additifs (association aux effets mal connus) et fuir ceux pouvant contenir de l'acrylamide en forte concentration (voir p. 78). **Ne pas acheter de produits sous emballages plastiques** (produits gras emballés sur plus de quinze jours et chauffés) : risque de contamination par différents composés dont les phtalates et le bisphénol A, pour certains d'entre eux, entraînant un risque de perturbation endocrinienne pouvant retentir sur le devenir du futur enfant et adulte (voir p. 252). **Interdiction de toute forme de consommation de boisson alcoolisée**, même en petite quantité (neurotoxique pour l'embryon).
Fruits et légumes	Toujours très bien les laver, les éplucher et les cuire.
Frais, surgelés	À privilégier.
Conserves, plats préparés industriels, autres	Uniquement ceux en bocaux de verre.

Fruits secs	À éviter en vrac : risque de contamination ; noix et amandes, fruits à coque à ouvrir soi-même.
Féculents	Utiles.
Légumes secs	3 à 4 fois par semaine.
Pommes de terre	À la vapeur ou en purée.
Céréales et dérivés (riz, pâtes, semoule...)	En alternance avec les légumes secs ; privilégier le riz.
Œufs	3 à 5 par semaine.
Poissons	Petits poissons à vie brève : sardine, maquereau.
Frais, surgelés	À privilégier.
Panés, plats préparés industriels, autres...	Interdits, association fréquente d'additifs aux effets souvent imparfaitement connus et présence possible de matières grasses peu recommandables.
Crustacés, coquillages	Interdits.
Viande	Bien cuite, régulièrement.
Fraîche, surgelée	À privilégier.
Plats préparés industriels	Interdits pour les mêmes raisons que les produits de la mer.
Jambons, cuit et cru	Uniquement jambon cuit bio sans polyphosphate.
Autres charcuteries (saucisse, saucisson, rillettes...)	Interdites.

Pain	Éviter de dépasser 80 g par jour : un tiers de baguette.
Pain complet, multicéréale, de boulangerie	À privilégier.
Pains fantaisie, industriels	Interdits : association d'additifs aux effets souvent imparfaitement connus et risque d'apport excessif en matière grasse et en sucre.
Biscottes	À limiter à 3 ou 4, si pas de consommation de pain.
Produits laitiers	À chaque repas.
Lait	Selon tolérance.
Produits laitiers ultrafrais (yaourt, fromage blanc, faisselle...)	À privilégier.
Fromages secs et salés	Aucun au lait cru*.
Desserts lactés sucrés (flan, crème vanille...) Crème	À supprimer.
Boissons	Uniquement de l'eau.

* Les risques de listériose ne disparaissent pas complètement avec les produits pasteurisés.

En cas de diabète gestationnel

– Supprimer les produits avec sucre ajouté.
– Limiter la consommation des fruits et légumes les plus sucrés : ananas, banane, raisin, mangue, carotte,

betterave et choux de Bruxelles cuits, ainsi que la purée de pommes de terre (en flocons).
- Ne pas consommer d'édulcorants (aspartame...) : doute sur l'inocuité chez la femme enceinte (certaines études chez l'animal incitent à la prudence).

En cas de reflux au 3e trimestre de grossesse

De simples mesures nutritionnelles permettent de le réduire :
- Fractionner les apports alimentaires ;
- Manger lentement ;
- Modérer l'alimentation en lipides (graisse), surtout le soir ;
- Cuisiner avec peu de sel et ne pas avoir de salière sur la table ;
- Réduire la consommation des épices ;
- Ne pas consommer de boissons gazeuses ;
- Ne pas prendre de thé ou de café (en dehors d'une petite tasse au petit déjeuner) ;
- Ne pas s'allonger juste après un repas.

▪ *Hémorroïdes*

Les hémorroïdes sont des veines du canal anal qui peuvent se dilater. Il y a les hémorroïdes internes qui sont, comme leur nom l'indique, plus profondes que les externes. Des caillots de sang, lorsqu'ils se forment, entraînent des douleurs d'intensité variable. Parfois il n'y a que de simples sensations de pesanteur ou de brûlure. Les saignements (appelés rectorragies) inquiètent. Un bilan est toujours nécessaire ; il s'effectue chez un médecin gastroentérologue ; le traitement en fonction de l'importance du paquet hémorroïdaire consiste à ligaturer ces veines. Parfois, une chirurgie est à envisager.

Des précautions alimentaires sont à prendre et, parallèlement, il faut éviter les sports assis (vélo, moto, équitation...) et les efforts violents.

Principes du traitement nutritionnel	**Lutter contre la constipation** avec une alimentation suffisamment riche en fibres. **Éviter une consommation excessive de plats épicés.**
Fruits et légumes	Indispensables tous les jours en quantité suffisante, environ 5 fruits et légumes par jour si possible, à consommer avec la peau.
Frais, surgelés	Privilégier les kiwis, les melons et les jus de pomme, ainsi que les épinards (aide contre la constipation).
Conserves, plats préparés industriels, autres	Occasionnellement, en bocaux de verre.
Fruits secs	Conseillés, notamment pruneaux, abricots secs, 5 à 6 par jour.
Féculents	Tous les jours.
Légumes secs	Selon tolérance digestive.
Pommes de terre	Régulièrement, sans matière grasse.

Céréales et dérivés (riz, pâtes, semoule...)	Sous forme complètes, riz blanc plus occasionnellement.
Œufs	3 à 5 par semaine.
Poissons	Dans le cadre d'un bon équilibre alimentaire, idéalement environ 2 fois par semaine.
Frais, surgelés	À privilégier.
Panés, plats préparés industriels, autres...	À éviter.
Crustacés, coquillages	Selon les envies.
Viande	Régulièrement, 3 à 4 fois par semaine. (Les saignements occultes peuvent favoriser la perte de globules rouges avec risque d'anémies.)
Fraîche, surgelée	À privilégier.
Plats préparés industriels	À éviter.
Jambons, cuit et cru	Régulièrement, débarrassés du gras.
Autres charcuteries (saucisse, saucisson, rillettes...)	Occasionnellement.
Pain	Ne pas dépasser une demi-baguette par jour, soit 120 g.
Pain complet, multicéréale, de boulangerie	À privilégier.
Pains fantaisie, industriels	À éviter.
Biscottes	Selon envie.

Produits laitiers	Régulièrement, dans le cadre d'une alimentation équilibrée.
Lait	Selon tolérance.
Produits laitiers ultrafrais (yaourt, fromage blanc, faisselle...)	À privilégier.
Fromages secs et salés	Sans excès.
Desserts lactés sucrés (flan, crème vanille...) Crème	Occasionnellement (1 à 2 fois par semaine).
Boissons	Une bonne hydratation est indispensable. Tisane protectrice (voir ci-dessous).

Place des plantes

De nombreuses plantes assurent une meilleure tonicité des vaisseaux sanguins.

– La vigne rouge. À prendre en gélules compte tenu de l'amertume (300 mg d'extraits secs matin et soir). Pour les marques de plantes, consultez votre pharmacien en fonction de ses approvisionnements.
– L'hamamélis. Cette plante originaire d'Amérique est bien tolérée et peut être associée à la mélisse en raison de son caractère apaisant.

Tisane
Hamamélis : 60 g
Mélisse : 30 g

1 cuillère à soupe du mélange pour un bol d'eau, porter à ébullition, laisser infuser 10 minutes. Filtrer et boire 1 à 2 bols par jour.

Place des compléments alimentaires

Un apport en fer peut être souhaitable s'il y a eu des saignements. Fero-grad Vit C, 1 comprimé par jour pendant un mois après avis de votre médecin traitant.

▪ *Hypertension artérielle*

La mesure de la tension artérielle se concrétise par l'énoncé de deux chiffres par le professionnel de santé. Le premier chiffre correspond schématiquement à la force d'éjection du sang dans les artères et le second au repos du cœur. Les valeurs à ne pas dépasser sont 14/9. Si la pression sanguine est trop importante, cela n'est bon ni pour le cœur ni pour le cerveau (risque majoré d'accident vasculaire cérébral).

L'objectif nutritionnel est de limiter cette pression grâce à un apport modéré en sel et à une meilleure relaxation des vaisseaux sanguins (vasodilatation) grâce à une alimentation riche en calcium et en magnésium. Il faut éviter aussi que les artères ne se bouchent petit à petit à cause de dépôts graisseux (voir rubrique cœur p. 166), d'où un apport adapté en matières grasses.

Principes du traitement nutritionnel	**Avoir une alimentation pauvre en sel*** (voir p. 333). De nombreuses personnes hypertendues y sont sensibles. **Assurer un apport suffisant en calcium, en magnésium et en potassium** d'origine alimentaire, fruits et légumes secs. Assurer **le contrôle du poids** par une alimentation pauvre en matières grasses et en sucre ajouté.
Fruits et légumes	À favoriser, les végétariens sont rarement hypertendus.
Frais, surgelés	À privilégier.
Conserves, plats préparés industriels, autres	Très occasionnellement, en bocaux, selon la concentration en sel, si elle est indiquée*. Attention, notamment, à certaines soupes industrielles et bouillons.
Fruits secs	Privilégier l'apport à raison de 3 à 4 par jour.
Féculents	À favoriser, mais sans excès à cause de la charge calorique.
Légumes secs	3 à 4 fois par semaine, quantité selon tolérance digestive.
Pommes de terre	Jamais de frites ni de chips.
Céréales et dérivés (riz, pâtes, semoule...)	Régulièrement, mais sans excès (pour limiter l'apport calorique).
Œufs	3 à 5 par semaine.
Poissons	Jamais de poissons fumés (riches en sel).

Frais, surgelés	À favoriser. Concentration en sel identique pour les poissons de mer et d'eau douce.
Panés, plats préparés industriels, autres…	Interdits surtout si concentration en sel non indiquée (risque d'apport important).
Crustacés, coquillages	Occasionnellement.
Viande	Jamais de viandes fumées.
Fraîche, surgelée	À privilégier.
Plats préparés industriels	Interdits, surtout si la concentration en sel n'est pas indiquée.
Jambons, cuit et cru	Cuit, occasionnellement (1 fois par semaine). Pas le sec, riche en sel.
Autres charcuteries (saucisse, saucisson, rillettes…)	Jamais.
Pain	Ne pas dépasser l'équivalent d'un quart de baguette par jour ou pain sans sel.
Pain complet, multicéréale, de boulangerie	À favoriser.
Pains fantaisie, industriels	À éviter.
Biscottes	En quantité modérée, si pas de pain.
Produits laitiers	À bien choisir.
Lait	Selon tolérance
Produits laitiers ultrafrais (yaourt, fromage blanc, faisselle…)	À favoriser.

Fromages secs et salés	À éviter.
Desserts lactés sucrés (flan, crème vanille...) Crème	Occasionnellement.
Boissons	Eau du robinet ; prudence avec les eaux fortement minéralisées. Jamais de boisson à base d'antésite. Boissons alcoolisées très occasionnellement (effet vasopresseur).
Autres	Usage d'épices diverses selon les goûts en remplacement du sel.

* Apport quotidien conseillé en sel : 5 g/j. Apport moyen observé en France : 8,5 g/j.

Parfois, sur les étiquettes, seule la concentration en sodium est indiquée; or 1 g de sodium équivaut à 2,5 g de sel.

L'alimentation pauvre en sel est appelée « contrôlée en sodium »; elle était anciennement dite « sans sel ». Il ne s'agit pas d'une alimentation sans sel au sens strict. Comme il est impossible de faire une expertise comptable de ce qui est absorbé, il faut suivre les conseils en adoptant des mesures simples comme celles mentionnées (voir p. 333), peu saler les aliments lors des préparations culinaires, et ne pas mettre de salière sur la table.

Place des plantes

Ce ne sont que des adjuvants qui ne peuvent en aucun cas se substituer à un traitement antihypertenseur lorsque celui-ci est nécessaire.

La feuille d'olivier peut être utilisée en tisane. Parfois, on peut ajouter de l'aubier de tilleul en gélule. L'ail a la réputation de réguler la tension artérielle ; il est surtout utile comme condiment à la place du sel.

Place des compléments alimentaires

Les minéraux nécessaires (calcium, magnésium, potassium) doivent être apportés par une alimentation suffisamment bien adaptée telle que nous l'avons définie.

▪ *Immunité, renforcer l'immunité*

Les liens entre alimentation et immunité sont clairement établis. Toute forme de dénutrition altère la capacité de défense de l'organisme – notamment chez les personnes âgées – ; c'est également le cas de toute forme de malnutrition, c'est-à-dire de déséquilibre alimentaire qui perdure : apport insuffisant en vitamines, en éléments minéraux, voire en protéines et en certains acides gras. On rencontre cette malnutrition dans les pays en voie de développement mais aussi dans les pays occidentaux à cause d'une certaine forme d'alimentation industrielle faite de sodas, nuggets, plats préparés appauvris en vitamines. À l'inverse, une surconsommation de produits trop gras, avec sucre ajouté en excès, altère aussi les défenses immunitaires (diminution de la capacité à éliminer spontanément les microbes).

Au niveau de l'organisme, il y a plusieurs lignes de défense contre les microbes appelés de nos jours micro-organismes (bactéries, virus, microchampignons). Certaines sont dites non spécifiques : ce sont les muqueuses qui empêchent la pénétration des micro-organismes ; ensuite, schématiquement, interviennent les macrophages qui sont des cellules capables d'absorber et de digérer de multiples bactéries et virus indésirables. Quand ces types de défense non spécifiques sont dépassés, les anticorps se mettent alors en ordre de marche pour neutraliser l'agresseur, mais il faut du temps pour fabriquer ces défenses spécifiques, d'où l'intérêt des vaccins dans le cas des maladies graves. Certaines substances comme le bisphénol A présent dans divers plastiques peuvent modifier la perméabilité de la barrière intestinale et perturber l'immunité (étude expérimentale).

En cas d'infections récidivantes, et à titre de prévention pendant la période hivernale, privilégier l'alimentation suivante :

Principes du traitement nutritionnel	**Ne pas manquer d'éléments minéraux indispensables comme le zinc** (huîtres, nombreux fromages dont ceux du type comté, beaufort, mais aussi amandes, noisettes, bien que contenant du zinc en moindre concentration). **Manger la croûte de certains fromages** (camembert, brie...) pour l'effet probiotique - équilibre de la flore intestinale - et ceux persillés avec les moisissures (roquefort, bleu...). Toujours en petite quantité (30 g), compte tenu de l'apport calorique. **Assurer un apport suffisant en vitamine C** (fruits et légumes) et **en vitamine E**, en privilégiant par exemple le kiwi qui allie les deux (pulpe pour la vitamine C, grains noirs pour la vitamine E). Autres sources de vitamine E : huiles végétales de table. **Avoir une alimentation à forte densité en vitamines, minéraux** et sans excès de gras ni de produits avec sucre ajouté : éliminer une certaine forme d'alimentation industrielle.
Fruits et légumes	Indispensables en nombre suffisant ; fruits rouges à privilégier (richesse en vitamines et polyphénols agissant en synergie).
Frais, surgelés	À privilégier.
Conserves, plats préparés industriels, autres	Supprimer.
Fruits secs	Surtout amandes et noisettes ; quelques-unes tous les jours.

Féculents	Régulièrement, dans le cadre d'un bon équilibre alimentaire.
Légumes secs	3 à 4 fois par semaine, quantité selon tolérance.
Pommes de terre	Sans matière grasse lors de la cuisson et de la préparation.
Céréales et dérivés (riz, pâtes, semoule...)	En alternance avec des légumes secs.
Œufs	Jusqu'à 5 par semaine.
Poissons	Conseillés, environ 2 fois par semaine.
Frais, surgelés	À privilégier.
Panés, plats préparés industriels, autres...	Supprimer.
Crustacés, coquillages	À privilégier ; huîtres 2 fois par mois en saison hivernale, selon son goût.
Viande	Utile, en alternance avec le poisson. Viande maigre.
Fraîche, surgelée	À privilégier.
Plats préparés industriels	Supprimer.
Jambons, cuit et cru	Sans le gras.
Autres charcuteries (saucisse, saucisson, rillettes...)	Occasionnellement (1 fois par mois).
Pain	Dans le cadre d'un bon équilibre alimentaire, ne pas dépasser 120 g par jour (une demi-baguette).

Pain complet, multicéréale, de boulangerie	À privilégier.
Pains fantaisie, industriels	À éviter.
Biscottes	Selon les envies, si absence de pain.
Produits laitiers	À favoriser.
Lait	Selon tolérance.
Produits laitiers ultrafrais (yaourt, fromage blanc, faisselle...)	En alternance avec des fromages secs et salés.
Fromages secs et salés	Comté, beaufort et fromages persillés tels que le roquefort, le bleu, la fourme d'Ambert...
Desserts lactés sucrés (flan, crème vanille...) Crème	Supprimer.
Boissons	Eau. Supprimer sodas et jus industriels.

Place des plantes

Différentes plantes sont utilisées traditionnellement à travers le monde pour améliorer l'immunité. Certaines études vont dans le sens de l'usage traditionnel préconisé.

1. L'échinacée (*Echinacea purpurea*). Des études cliniques ont montré son intérêt dans le traitement des affections des voies aériennes supérieures (nez, gorge, oreilles). On peut la prendre en tisane ou en gélules

(300 mg), à raison d'une le matin et une le soir pendant dix jours.

2. L'éleuthérocoque (*Eleutherococcus senticosus*). À prendre en gélules (300 mg), à raison d'une le matin en cure de trois semaines. Attention, il existe une contre-indication pour les personnes sujettes à l'hypertension artérielle.

3. Le shii-také (*Lentinula edodes*). Ce champignon est un fortifiant général qui possède aussi des vertus immunostimulantes. Il favoriserait notamment la production de globules blancs (lymphocytes). À consommer frais ou séché. Autre option : prendre une gélule (300 mg) matin et soir pendant trois semaines.

Ces traitements sont réservés à l'adulte. Il est préférable de ne pas les utiliser en cas de grossesse.

Une plante phare en France est le thym. Tonifiante, elle aurait aussi des vertus immunostimulantes. La consommation d'un bol de tisane de thym par jour à l'automne et en hiver ne peut que vous être bénéfique.

Place des compléments alimentaires

La prudence de consommation s'impose pour les compléments sous forme d'auto médication, un excès pouvant avoir l'effet inverse de celui recherché. En cas de dénutrition ou de malnutrition, la supplémentation ne doit se faire que sur avis médical et après un bilan sanguin biologique soigneux.

▪ *Libido, stérilité*

L'infertilité touche un couple sur six, avec une baisse de concentration des spermatozoïdes, de la fécondation, voire de la libido. Les dysfonctions érectiles concernent à des degrés divers 40 % des hommes de plus de 40 ans. Voilà la réalité de la situation actuelle et ce, malgré un bon maintien en France des naissances grâce aux diverses actions menées par les pouvoirs publics.

Divers aspects sont insuffisamment pris en considération, dont le rôle des multiples substances chimiques de l'environnement (pesticides...) qui agissent comme perturbateurs endocriniens. Une alimentation inadaptée et déséquilibrée favorise également l'infertilité.

Toute baisse de la libido n'induit pas nécessairement des stérilités et, inversement, mais il existe un plus petit dénominateur commun au plan alimentaire qui peut aider à améliorer la situation.

Principes du traitement nutritionnel	**Avoir une alimentation bio** exempte du maximum de résidus de produits phytosanitaires et d'additifs alimentaires. **Éviter les produits conservés longtemps dans des emballages plastiques : effet de perturbateurs endocriniens de certaines de leurs substances (xénœstrogènes, voir p. 73). Ne pas manquer de vitamines et minéraux**, d'où le conseil de supprimer la consommation de nombreux produits industriels qui en sont appauvris ; parfois des vitamines sont ajoutées mais ce sont le plus souvent des produits de synthèse. Ne pas manquer notamment de vitamines E, C et de sélénium d'origine naturel. **Ne pas rester en surpoids ou obésité. Supprimer l'alimentation à base de soja**. Certaines données lui imputent une baisse de concentration des spermatozoïdes chez l'homme (en fonction du degré de consommation).
Fruits et légumes	Indispensables en quantité suffisante (5 portions par jour) ; en particulier agrumes et persil pour leur richesse en vitamine C.
Frais, surgelés	À privilégier.
Conserves, plats préparés industriels, autres	Exceptionnellement (uniquement des produits en bocaux de verre).
Fruits secs	Utiles, à raison de 4 à 5 par jour.
Féculents	Nécessaires mais en petites portions, sinon apport calorique non négligeable.

Légumes secs	3 fois par semaine en moyenne. Pas de soja (tofu...).
Pommes de terre	À la vapeur, ou en purée, pas de friture, ni de chips.
Céréales et dérivés (riz, pâtes, semoule...)	En quantité modérée, soit l'équivalent de 3 à 4 cuillères à soupe de produits cuits par jour en alternance avec les légumes secs.
Œufs	3 à 5 par semaine.
Poissons	Régulièrement.
Frais, surgelés	À privilégier.
Panés, plats préparés industriels, autres...	À supprimer.
Crustacés, coquillages	Selon envie.
Viande	Viande maigre.
Fraîche, surgelée	À privilégier.
Plats préparés industriels	À supprimer*.
Jambons, cuit et cru	Sans excès.
Autres charcuteries (saucisse, saucisson, rillettes...)	Occasionnellement, 1 à 2 fois par mois en petite portion.
Pain	Ne pas dépasser l'équivalent d'une demi-baguette par jour.
Pain complet, multicéréale de boulangerie	À privilégier.
Pains fantaisie, industriels	À supprimer, comme les biscuits industriels et diverses viennoiseries.

Biscottes	Selon envie.
Produits laitiers	Régulièrement.
Lait	Selon tolérance.
Produits laitiers ultrafrais (yaourt, fromage blanc, faisselle...)	À privilégier, sans sucre ajouté.
Fromages secs et salés	Quantité modérée car nécessité de contrôle du poids.
Desserts lactés sucrés (flan, crème vanille...) Crème	À supprimer*.
Boissons	Supprimer les sodas et les boissons alcoolisées. L'eau et les tisanes à base de menthe (voir ci-dessous) sont les boissons de référence.
Autres aliments	Divers condiments ont la réputation de stimuler la libido : le paprika et autres piments, mais aussi le poivre – en quantité suffisante –, et le gingembre. Limiter la consommation de sel.

* Tous les produits industriels ne sont pas à considérer de la même manière, mais ils sont fort nombreux à être trop gras, sucrés avec sucre ajouté (sirop de glucose, glucose fructose, ce qui favorise le surpoids), et appauvris en miconutriments (vitamines et éléments minéraux).

Place des plantes

De nombreuses plantes ont la réputation (justifiée ?) de stimuler la libido. Les plantes aphrodisiaques de nos contrées sont : la menthe poivrée, la marjolaine, la sarriette, le calament.

Toutes ces plantes peuvent être consommées en tisane. Le thym et le romarin, plantes vitalisantes, sont aussi intéressantes.

Parmi les plantes exotiques, citons le damiana du Mexique, le bois de Siam de Chine et du Vietnam, le Ylang-Ylang en huiles essentielles par voie externe. Il y a aussi le maca, qui ressemble un peu à un navet et qui est considéré comme le viagra naturel des Péruviens, cette plante étant originaire d'Amérique latine.

Place des compléments alimentaires

Ils n'ont pas d'effets démontrés, mais un apport transitoire en polyvitamines et minéraux de bonne qualité (bio) peut être utile pendant la phase où on rééquilibre la ration alimentaire.

▪ *Maladies inflammatoires chroniques intestinales (Mici), maladie de Crohn, rectocolite hémorragique (RCH)*

Les maladies inflammatoires chroniques intestinales (MICI) se manifestent par des douleurs du ventre, des ballonnements, des épisodes de diarrhées ou de constipation, parfois des saignements. Le diagnostic est établi après divers examens effectués par un médecin gastroentérologue. Les MICI recouvrent de nombreuses formes de maladies dont les RCH et la maladie de Crohn dont on note une augmentation des cas. Divers facteurs interviennent dans l'apparition de ces MICI dont des dysrégulations de l'immunité en partie sous la dépendance de facteurs génétiques, des troubles de la perméabilité de la barrière intestinale ; on constate une modification de la nature et de la concentration des bactéries du côlon dont on ne sait s'il s'agit d'une cause ou d'une conséquence de la maladie.

Au plan alimentaire, trop de personnes ayant une atteinte inflammatoire des intestins excluent des aliments ou groupes d'aliments de leur ration, croyant que certains d'entre eux peuvent déclencher des poussées aiguës. Cela a tendance à favoriser les carences en vitamines, en éléments minéraux, voire en protéines (risque de malnutrition ou de dénutrition). Pourtant, il n'a jamais été démontré qu'un régime d'exclusion de tel ou tel aliment permettait d'éviter la survenue de poussées inflammatoires. Il est donc avant tout indispensable de bien équilibrer son alimentation. Dans ce cadre, certains aliments doivent être favorisés, c'est-à-dire ne pas manquer dans la ration quotidienne, soit pour limiter le risque de récidive – même si le niveau de preuve de cette prévention n'est pas très élevé –, soit pour réduire les conséquences de divers troubles associés comme la diminution de la densité en calcium des os liée à la maladie elle-même et à l'usage fréquent de corticoïdes.

En cas de poussée aiguë, la situation est différente : un régime sans résidu est institué (voir p. 296). Si la poussée est limitée, un régime sans fibres suffit (voir p. 299).

Principes du traitement nutritionnel	En dehors des poussées, si aucun aliment ou groupe d'aliments n'est à exclure : **Avoir une alimentation riche en acides gras oméga-3** (poisson gras, et huile de colza, de noix). **Ne pas manquer de calcium ni de vitamine K, ni de protéines** ; les produits laitiers (sans ou pauvres en lactose) sont recommandés. **Renforcer l'immunité intestinale** par la consommation des croûtes de fromage (camembert, brie...) : effet dit « probiotique ».
Fruits et légumes	Idéalement, 5 fruits et légumes par jour selon les recommandations officielles. Les choux, les brocolis et les épinards apportent de la vitamine K qui renforce la solidité des os. À consommer selon tolérance digestive.
Frais, surgelés	À privilégier.
Conserves, plats préparés industriels, autres	Occasionnellement, uniquement des conserves en bocaux en verre.
Fruits secs	Régulièrement, 4 à 5 par jour ; par exemple au petit déjeuner : noix, noisette, amande.
Féculents	Régulièrement.
Légumes secs	3 à 4 fois par semaine, quantité selon tolérance digestive.
Pommes de terre	Selon envie mais sans excès et sans matière grasse à la cuisson.

Céréales et dérivés (riz, pâtes, semoule…)	Régulièrement, en alternance avec des légumes secs.
Œufs	3 à 5 par semaine.
Poissons	Poissons gras : maquereau, sardine, hareng, saumon, anchois. Régulièrement.
Frais, surgelés	À privilégier.
Panés, plats préparés industriels, autres…	Occasionnellement (1 à 2 fois par mois).
Crustacés, coquillages	Selon les envies, sans gras.
Viande	Viande maigre, environ 3 à 4 fois par semaine.
Fraîche, surgelée	À privilégier.
Plats préparés industriels	Occasionnellement (1 à 2 fois par mois).
Jambons, cuit et cru	Selon envie, sans gras.
Autres charcuteries (saucisse, saucisson, rillettes…)	Occasionnellement (1 fois par mois).
Pain	Selon tolérance mais ne pas dépasser, dans le cadre d'un bon équilibre nutritionnel, environ 120 g par jour (équivalent d'une demi-baguette).
Pain complet, multicéréale, de boulangerie	De préférence.
Pains fantaisie, industriels	À éviter.
Biscottes	Selon les envies, si pas de pain.

Produits laitiers	À chaque repas.
Lait	Selon tolérance.
Produits laitiers ultrafrais (yaourt, fromage blanc, faisselle...)	À privilégier.
Fromages secs et salés	À prendre régulièrement avec la croûte pour les fromages type camembert.
Desserts lactés sucrés (flan, crème vanille...) Crème	Occasionnellement (1 fois par semaine).
Boissons	Eau plate ou gazeuse.

Place des plantes

Le thym est une plante tonifiante qui améliore aussi la digestion d'après son usage traditionnel. Il peut être conseillé en association avec d'autres plantes, notamment les plantes adoucissantes dont la mauve, la mélisse étant quant à elle antispasmodique.

Tisane
Mauve 60 g
Mélisse 30 g
Thym 30 g

Mettre 3 cuillères à soupe du mélange pour 1 litre d'eau, porter à frémissement, laisser infuser 10 minutes, filtrer et boire dans la journée un demi-litre à 1 litre.

Place des compléments alimentaires

Ils sont souvent nécessaires, soit en prévention des dénutritions et malnutritions, soit pour combler des déficits d'apports. Ils sont prescrits et à prendre sous surveillance médicale.

▪ *Mémoire, troubles de la mémoire, prévention de la maladie d'Alzheimer*

La mémoire relève d'un processus complexe qui peut s'altérer schématiquement dans deux situations : en cas de fatigue, de stress et de surmenage avec manque de sommeil, et en avançant en âge, il existe des perturbations mnésiques mais avec de grandes variabilités d'une personne à l'autre. Cela peut même devenir pathologique comme dans la maladie d'Alzheimer.

Dans le premier cas, le repos suffit mais, si le stress se prolonge, devient extrême, une partie bien spécifique du cerveau située en position centrale (l'hippocampe) peut s'atrophier et inhiber la formation de souvenirs.

Dans le second cas, on note différents types de désordres biologiques comme des modifications de la concentration de certaines molécules du cerveau (neurotransmetteurs) et, parmi elles, l'acétylcholine. Des dépôts (substances appelées peptides amyloïdes) dans les cellules nerveuses sont présents dans la maladie d'Alzheimer. Des produits dits « neurotoxiques » comme le mercure sont aussi incriminés par certaines études dans l'émergence de cette maladie (voir p. 170).

Une véritable prise en charge spécifique est nécessaire lors de la maladie d'Alzheimer, mais dans tous les cas l'alimentation de type méditerranéen joue un rôle préventif et freine l'évolution des premiers troubles de la mémoire.

Principes du traitement nutritionnel	**Avoir une alimentation suffisamment riche en vitamine C** (agrumes, fruits et légumes frais) et ne pas manquer de **vitamine E** (huile végétale, amande, noisette). Avoir un apport suffisant en **vitamines du groupe B** : légumes secs, produits céréaliers, salade (laitue, cresson et autres légumes à feuilles pour la vitamine B_9). **Majorer les apports en acides gras oméga-3** (poissons gras, huile de colza, noix). Ne pas manquer d'éléments minéraux comme le **zinc** (fruits de mer, fromage), le **bêtacarotène** (fruits, légumes colorés), le **sélénium**. Éviter une alimentation riche en cholestérol et acides gras saturés.
Fruits et légumes	Tous les jours en quantité suffisante, au minimum 2 fruits par jour et 2 portions de légumes.
Frais, surgelés	À privilégier, salade (laitue ou autres) tous les jours.
Conserves, plats préparés industriels, autres	À éviter et uniquement en bocaux de verre.

Fruits secs	Fruits oléagineux comme les amandes, les noix, les noisettes : 4 à 5 par jour.
Féculents	À favoriser.
Légumes secs	Régulièrement, au moins 4 fois par semaine, quantité en fonction de la tolérance.
Pommes de terre	Selon envie mais sans friture (pas de frites, ni de chips).
Céréales et dérivés (riz, pâtes, semoule...)	À privilégier.
Œufs	3 par semaine environ.
Poissons	Poissons gras riches en acides gras oméga-3 (maquereau, sardine, saumon, hareng, anchois). Environ 2 fois par semaine.
Frais, surgelés	À privilégier.
Panés, plats préparés industriels, autres...	À éviter.
Crustacés, coquillages	À privilégier.
Viande	Viande maigre : selon envie.
Fraîche, surgelée	Hachée pour les seniors si problème dentaire.
Plats préparés industriels	À éviter.
Jambons, cuit et cru	Selon envie, sans le gras.
Autres charcuteries (saucisse, saucisson, rillettes...)	À supprimer.

Pain	Dans le cadre d'un bon équilibre nutritionnel, ne pas dépasser 120 g environ par jour, soit l'équivalent d'une demi-baguette.
Pain complet, multicéréale, de boulangerie	De préférence.
Pains fantaisie, industriels	À supprimer.
Biscottes	Selon les envies, si pas de pain.
Produits laitiers	Régulièrement.
Lait	Souvent mal toléré.
Produits laitiers ultrafrais (yaourt, fromage blanc, faisselle...)	À favoriser.
Fromages secs et salés	Jusqu'à 60 g par jour.
Desserts lactés sucrés (flan, crème vanille...) Crème	Occasionnellement (1 à 2 fois par semaine).
Boissons	Boire uniquement de l'eau, même sans soif, pour les personnes âgées. Le matin, thé vert de préférence.

Place des plantes

Toutes les plantes qui « oxygènent » le cerveau sont utiles. Parmi elles, le ginko biloba. Il existe par exemple sous forme de médicament : le Tanakan® 3 comprimés par jour : « Traitement à visée symptomatique du déficit pathologique cognitif et neurosensoriel chronique du sujet âgé. »

Parmi les autres plantes à visée vasculaire, citons le curcuma et la véronique (pas d'utilisation sans avis médical). Il existe aussi une plante assez extraordinaire, la centella, qui semblerait améliorer les processus de mémorisation. Figurez-vous qu'il s'agit d'une plante originaire d'Asie et présente en Afrique, appréciée par les éléphants ; elle donnerait « une mémoire d'éléphant » ! À suivre...

Place des compléments alimentaires

Tout déficit d'apport en vitamines ou minéraux doit être identifié après une enquête alimentaire et réorienté grâce à une alimentation adaptée. En cas de besoin et dans un contexte de fatigue la prise de magnésium associé à de la vitamine B_6 peut être ulile à raison de 2 comprimés le matin et le midi pendant un temps défini par le médecin traitant.

▪ *Ménopause*

La ménopause se manifeste par une chute de la production des hormones : œstrogène et progestérone. Parallèlement, il est fréquent d'observer une prise de poids, et surtout une modification de la répartition des graisses. Elles se localisent plus volontiers au niveau du ventre (androïde). La prise de poids a de multiples origines. On considère que, par décennie, il y a une prise spontanée et physiologique d'environ 2 kg. Par ailleurs, à cette période, la sédentarisation s'accentue souvent, des modifications relationnelles diverses peuvent aussi s'installer (départ des enfants du foyer...) ainsi qu'une difficile acceptation des changements de la morphologie de son corps. La nourriture peut alors devenir une valeur refuge avec une prédilection notamment pour le sucré.

Il faut pourtant s'orienter vers une bonne maîtrise du poids car le tissu adipeux induit la formation d'œstrogènes ; or, en excès, cela augmente le risque d'apparition de cancer du sein. Une femme qui prend plus de 25 kg entre l'âge de 18 ans et celui de 51 ans (la ménopause) a un risque multiplié par deux de cancer du sein. Par ailleurs, les aliments les plus concentrés en « phytœstrogènes » doivent aussi être évités, voire éliminés de l'alimentation. Il est aussi impératif de réduire l'exposition aux xénœstrogènes (voir p. 73).

Principes du traitement nutritionnel	Maîtriser le poids en **réduisant l'apport en matière grasse** alimentaire, **en sucre ajouté, souvent présent dans les produits industriels**, et ce d'autant plus s'ils sont emballés dans des matières plastiques (xénœstrogènes). Réduire la consommation des produits riches en phytœstrogènes : soja, lentilles, pois chiches (légumineuses). Le blé (froment) en contient aussi un peu. La consommation **de légumes à feuilles doit être privilégiée**, sauf le fenouil (voir ci-dessous). Avoir une alimentation adaptée en fonction des autres troubles (ostéoporose, voir p. 281 ; cardio-vasculaires, voir p. 166)
Fruits et légumes	À privilégier (sauf le fenouil) ; idéalement 5 fruits et légumes par jour selon les recommandations officielles.
Frais, surgelés	À favoriser.
Conserves, plats préparés industriels, autres	À éviter, et choisir uniquement ceux en bocaux de verre.
Fruits secs	Conseillés, 4 à 5 par jour, surtout pruneaux en cas de constipation.
Féculents	À bien choisir.
Légumes secs	À éviter, surtout lentilles, pois chiches et soja sous toutes ses formes (tofu, yaourt au soja...).
Pommes de terre	Autorisées sans excès.

Céréales et dérivés (riz, pâtes, semoule...)	Le riz apparaît comme protecteur.
Œufs	Jusqu'à 3 à 5 par semaine.
Poissons	Régulièrement, idéalement environ 2 fois par semaine.
Frais, surgelés	À privilégier.
Panés, plats préparés industriels, autres...	À éviter.
Crustacés, coquillages	Selon envie.
Viande	Viande maigre : en quantité limitée (80 g, 3 fois par semaine).
Fraîche, surgelée	À privilégier.
Plats préparés industriels	À éviter, surtout ceux avec emballage plastique.
Jambons, cuit et cru	Selon envie, sans le gras.
Autres charcuteries (saucisse, saucisson, rillettes...)	Occasionnellement (1 fois par mois).
Pain	En quantité modérée : un quart de baguette par jour environ.
Pain complet, multicéréale, de boulangerie	Souhaitable, pas de pain aux graines de lin (voir ci-dessous).
Pains fantaisie, industriels	À éviter.
Biscottes	Selon les envies, si pas de pain.
Produits laitiers	Régulièrement, les moins gras.

Lait	Selon tolérance.
Produits laitiers ultrafrais (yaourt, fromage blanc, faisselle...)	À privilégier.
Fromages secs et salés	À modérer, pas plus de 30 g par jour.
Desserts lactés sucrés (flan, crème vanille...) Crème	Occasionnellement (1 à 2 fois par semaine), faits maison.
Boissons	Éviter les boissons alcoolisées. Boire de l'eau du robinet, ajouter 1 à 3 verres par jour d'eau riches en calcium pour prévenir ou lutter contre l'ostéoporose.

Place des plantes

Selon l'Afssa, les plantes avec un effet œstrogénique sont le soja, le fenouil, le houblon, le lin et la réglisse. Toutes ces plantes sont à éviter pour réduire le climat œstrogénique. Néanmoins, en cas de bouffées de chaleur altérant beaucoup la qualité de vie, les phytœstrogènes, après un bilan gynécologique soigneux, peuvent être envisagés sur une période limitée pour assurer un meilleur confort de vie. Une méta-analyse récente se veut rassurante quant aux effets secondaires des phytœstrogènes, soulignant cependant la possibilité de troubles intestinaux (douleurs abdominales, inconfort digestif). La prudence doit néanmoins rester de mise.

Notre préférence va à une plante, le cimicifuga, originaire d'Amérique, qui existe sous forme de comprimés, le Cimipax® (1 comprimé le matin, 1 comprimé le soir), indiqué officiellement dans « les états neurotoniques de l'adulte ».

Place des compléments alimentaires

Il existe un nombre infini de produits adaptés à la ménopause. Leur intérêt est en général très discutable. La prudence, encore une fois, s'impose et il est déconseillé de prendre ces produits, même en vente libre, sans l'avis d'un médecin.

Évitez notamment tous les produits à base de caféine, censés réduire la concentration en graisses – allégation insuffisamment prouvée. Ils sont à l'origine de nervosité, de palpitations, et peuvent majorer les fatigues.

▪ *Migraines, maux de tête*

Les migraines correspondent à des maux de tête répétitifs ; 12 % de la population en est atteint, avec une prédominance chez les femmes. Il existe une hypersensibilité, une « hyperexcitabilité » des neurones avec des facteurs déclenchants, parfois d'origine alimentaire. Certains aliments sont en effet plus particulièrement identifiés, statistiquement, comme pouvant provoquer des migraines. Leur exclusion de la ration alimentaire, lorsqu'ils sont effectivement responsables comme pour les allergies, améliore la situation. Dans tous les cas de survenue de maux de tête des explorations (examens) doivent être réalisées par un médecin neurologue.

Facteurs pouvant déclencher une crise de migraine

Aliments	Alcool Chocolat Graisses cuites Fromages Agrumes
Habitudes alimentaires	Jeûne Hypoglycémie Repas sautés ou irréguliers
Facteurs sensoriels	Lumière Bruit Odeur
Facteurs hormonaux	Règles Contraceptifs oraux
Modifications du mode de vie	Changement de travail Vacances, week-end Voyage Surmenage
Facteurs psychologiques	Contrariété Anxiété Émotion Choc psychologique
Facteurs climatiques	Vent Orage Chaleur humide Froid
Autres facteurs	Traumatisme crânien Manque ou excès de sommeil (« grasse matinée ») Altitude

Source EMC. A Ducros. 17-023-A-50.

▪ *Obésité, chirurgie de l'obésité (chirurgie bariatrique)*

Les personnes obèses pouvant bénéficier d'une chirurgie sont celles dont l'indice de masse corporelle (IMC) est supérieur à 40 (obésité dite « morbide »), ou dont l'IMC supérieur à 35 est associé à un ou des facteurs tels que l'hypertension artérielle, le diabète de type 2, l'apnée du sommeil, des douleurs articulaires majeures.

La chirurgie de l'obésité ou bariatrique doit respecter les diverses contre-indications, notamment celles d'ordre psychologique, et ne peut être pratiquée en cas de lésion de l'estomac.

Une prise en charge multidisciplinaire doit toujours accompagner cette chirurgie en pré- et post-opératoire et une alimentation adaptée est essentielle après l'intervention chirurgicale pour éviter les carences nutritionnelles.

Actuellement, plusieurs types de chirurgie sont pratiqués :

• *Réduction de l'estomac*
  - Anneau gastrique : l'estomac est serré dans sa partie supérieure. Cet anneau est ajustable grâce à un boîtier sous-cutané dans lequel on injecte ou on retire du sérum physiologique.
  - *Sleeve gastrectomy* : il s'agit d'une gastrectomie partielle longitudinale avec une résection de la grande courbure de l'estomac.
  - Gastroplastie verticale calibrée : la partie supérieure de l'estomac est agrafée, isolant une poche

gastrique calibrée à la partie inférieure. Cette technique est moins utilisée.

- *Malabsorption associée à une restriction*
  - *Bypass* gastrojéjunal : l'estomac est court-circuité ; une toute petite portion de l'estomac est conservée.
  - *Bypass* sur *sleeve gastrectomy*: association des deux techniques précédentes.

Alimentation immédiatement après l'intervention

Pour les premiers jours, les repas sont constitués de :
- Bouillon de légumes clair (c'est-à-dire sans les légumes) en petite quantité,
- Yaourt ou fromage blanc non sucré,
- Compote peu ou pas sucrée.

L'élargissement, dès le 3e ou 4e jour, comprend :

- *Petit déjeuner :*
  - Boisson non sucrée, thé ou café léger,
  - Fromage blanc ou yaourt peu ou pas sucré.

- *Déjeuner et dîner :*
  - Purée de légumes (légumes frais comme les haricots verts, les carottes...) ou potage de légumes bien mixés + 5 g de matière grasse (une demi-cuillère à soupe d'huile d'olive ou une demi-plaquette de beurre type restaurant),

– Fromage blanc ou yaourt peu ou pas sucré,
– Compote peu sucrée.

Boisson en dehors des repas.

Alimentation 15 jours après l'intervention

Les repas ne doivent comprendre que des aliments **mous ou mixés.**

- *Petit déjeuner :*
  – Pain de mie (1 à 2 tranches) à tremper dans la boisson + 5 g de beurre (= une demi-plaquette restaurant) + confiture, par exemple idéalement gelée en petite quantité (1 à 2 cuillères à café rases).

- *Collation matin :* compote pas ou peu sucrée.

- *Déjeuner :*
  – Poisson mixé ou œuf (si œuf dur, à mixer),
  – Légumes en purée (légumes frais bien cuits + féculents), assaisonnés d'un peu de matière grasse crue (huile d'olive, de noix, beurre),
  – Yaourt ou fromage blanc.

- *Collation après-midi, vers 17 heures :*
  – Compote peu ou pas sucrée ou mousse au chocolat peu sucrée (1 portion),
  – Pain de mie (1 à 2 tranches en fonction de la faim), à bien mâcher ou à tremper dans une boisson.

- *Dîner:*
  - Potage mixé ou légumes en purée (légumes frais bien cuits ; associer 2 légumes),
  - Fromage blanc ou yaourt.

Il convient donc d'exclure les viandes, le pain type baguette, les biscottes, les céréales du petit déjeuner, les légumes et les fruits en morceaux.

Alimentation à un mois

Réintroduire petit à petit les aliments en morceaux ; un à la fois par repas et selon tolérance : fruits bien mûrs, légumes en petits morceaux, salade, crudités finement hachées, pain en petits morceaux, poisson et, en dernier, la viande, d'abord hachée (volaille, bœuf...) puis en petits morceaux.

L'alimentation doit devenir petit à petit normale avec de petites portions, et fractionnées. Quelques règles doivent perdurer :

- Boire à distance des repas. Ne pas boire avant et pendant les repas et éviter les boissons trop chaudes et glacées (boire au minimum 1 litre d'eau par jour) ;
- Ne plus prendre de boisson gazeuse ;
- Ne plus prendre de boisson avec sucre ajouté ;
- Éviter les boissons alcoolisées ;
- Pratiquer une activité physique régulière quotidienne, type marche, natation.

Prévenir votre médecin en cas de douleurs abdominales et de vomissements.

En règle générale, un suivi nutritionnel est indispensable après la chirurgie. La chirurgie du *bypass* est la plus problématique sur le long terme, avec des risques de carences nutritionnelles ; celle de l'anneau a l'avantage d'être réversible, mais il y a de multiples complications, comme sa migration. La *sleeve* est la technique la plus prometteuse, mais le recul manque pour juger réellement de l'absence de reprise du poids sur le long terme.

▪ *Ostéoporose*

L'ostéoporose se manifeste par une perte de masse osseuse significative avec modification de l'architecture interne de l'os. Il ne s'agit pas d'une affection douloureuse, sauf si une fracture survient, liée à la fragilité des os.

60 % du capital osseux est sous la dépendance de facteurs génétiques, les 40 % restants sont sous l'influence de l'environnement, dont l'alimentation et l'activité physique. (Le tabagisme est un facteur aggravant de perte osseuse !) Le calcium se dépose au niveau des os dès l'enfance, le pic de masse osseuse (PMO) étant atteint vers l'âge de 20-25 ans. Ensuite, progressivement, on observe une lente perte de la masse osseuse, celle-ci se majorant fortement chez la femme à la ménopause, du fait de la carence en hormone œstrogénique. Les femmes les plus à risque sont celles qui ont eu une ménopause précoce, et celles qui ont eu des traitements prolongés par cortisone et/ou des antécédents familiaux (maternels) de fracture des os liés à

l'ostéoporose. L'ostéoporose dite « des personnes âgées » touche, quant à elle, les deux sexes.

Prévenir l'ostéoporose, c'est avoir avant tout une bonne alimentation riche en calcium et en vitamine D, et ce, vous l'aurez compris, dès l'enfance et l'adolescence.

Principes du traitement nutritionnel	**Avoir une alimentation riche en calcium** [produits laitiers, légumes secs, tous les crucifères (choux, dont brocolis), eaux minérales riches en calcium (voir p. 339)] et **vitamine D** (poissons gras). **Créer un climat antiacide** (appelé alcalin) par l'apport en **potassium** d'origine alimentaire (voir p. 210) et limiter la consommation de viande. **Réduire très fortement la consommation de sel**, favorisant la fuite du calcium des os par les urines. **Avoir un apport suffisant en vitamine K** qui aide à solidifier les os.
Fruits et légumes	Indispensables tous les jours. Au minimum 2 fruits frais par jour + légumes (5 fruits et légumes par jour).
Frais, surgelés	À privilégier. Notamment les choux sous diverses formes et les épinards (riches en vitamine K).
Conserves, plats préparés industriels, autres	À limiter, notamment à cause de la teneur parfois élevée en sel.
Fruits secs	Nécessaires, car riches en potassium. Au minimum 4 à 5 par jour.

Féculents	Nécessaires, mais ne pas en surconsommer (4 à 5 cuillères à soupe cuits par jour) car apport en calories à ne pas négliger.
Légumes secs	Apport en potassium, calcium, fibres selon les goûts et la tolérance digestive (voir aussi Ménopause).
Pommes de terre	À la vapeur, en purée.
Céréales et dérivés (riz, pâtes, semoule...)	Régulièrement, en alternance avec les légumes secs.
Œufs	3 à 5 par semaine ; il s'agit d'une bonne source de protéines et de vitamine D.
Poissons	Privilégier les poissons gras : saumon, maquereau, sardine, hareng, pour l'apport en vitamine D.
Frais, surgelés	À privilégier.
Panés, plats préparés industriels, autres...	À éviter.
Crustacés, coquillages	Selon envie.
Viande	À limiter, choisir les viandes maigres sans gras (en moyenne 80 g, 3 fois par semaine).
Fraîche, surgelée	À privilégier.
Plats préparés industriels	À éviter.
Jambons, cuit et cru	À limiter, surtout pour le jambon sec qui est salé.

Autres charcuteries (saucisse, saucisson, rillettes...)	Occasionnellement (1 fois par mois).
Pain	Ne pas dépasser 80 g par jour (le pain est une source d'apport en sel, il faut modérer sa consommation).
Pain complet, multicéréale, de boulangerie	À privilégier.
Pains fantaisie, industriels	À éviter.
Biscottes	Selon les envies, si pas de pain, en quantité modérée.
Produits laitiers	Utiles, environ 3 fois par jour.
Lait	Selon tolérance.
Produits laitiers ultrafrais (yaourt, fromage blanc, faisselle...)	À privilégier.
Fromages secs et salés	Très riches en calcium, mais ne pas sous-estimer l'apport en matière grasse et en sel (ne pas dépasser 60 g par jour).
Desserts lactés sucrés (flan, crème vanille...) Crème	Occasionnellement (1 fois par semaine).
Boissons	Privilégier les eaux de Contrex®, Courmayeur®, Hépar®, riches en calcium.
Autres conseils alimentaires	Épices diverses pour limiter l'apport en sel.

Place des plantes

Différentes plantes ont des vertus reminéralisantes (usage traditionnel), notamment la prêle, l'ortie et le bambou. Mais une plante semble améliorer la fixation du calcium sur l'os, la padine (*Padina pavonic*). On la trouve prête à l'emploi sous forme de comprimés en pharmacie : Dictyolone® 200. Prendre 1 comprimé par jour.

Place des compléments alimentaires

L'apport en calcium seul est d'un intérêt limité, il faut qu'il soit associé à de la vitamine D pour améliorer son assimilation.

Calcit D® : 1 comprimé par jour selon prescription médicale.

▪ *Pancréas, atteinte du pancréas*

Les maladies du pancréas surviennent schématiquement dans deux types de situation : soit il s'agit d'une atteinte aiguë (pancréatite aiguë) requérant une hospitalisation d'urgence, la douleur du ventre étant le plus souvent insupportable, soit d'atteintes chroniques avec notamment des maladies telles que les pancréatites chroniques, le plus souvent d'origine alcoolique, les cancers du pancréas...

Des mesures alimentaires adaptées sont à suivre.

Principes du traitement nutritionnel	**Arrêt définitif de toute boisson alcoolisée.** **Réduire fortement la consommation des matières grasses.** Il existe une baisse de la capacité de digestion des graisses par réduction de la sécrétion des enzymes du suc pancréatique. **En cas de diabète** associé lié aux lésions du pancréas (voir rubrique correspondante, p. 202), arrêter la consommation de produits avec sucre ajouté. **Avoir une alimentation suffisamment riche en protéines** (viandes, poissons, œufs, produits laitiers) pour éviter de perdre du poids et de se dénutrir. Apport en protéines d'origine animale à chaque repas.
Fruits et légumes	À volonté.
Frais, surgelés	À privilégier.
Conserves, plats préparés industriels, autres	À éviter.
Fruits secs	Souhaitables selon les envies.
Féculents	Nécessaires à chaque repas.
Légumes secs	Selon tolérance.
Pommes de terre	Sans matière grasse ajoutée.
Céréales et dérivés (riz, pâtes, semoule...)	À privilégier.
Œufs	3 par semaine, dur ou à la coque, sans matière grasse.

Poissons	Consommer à la vapeur, environ 2 fois par semaine, des poissons maigres (colin, cabillaud...).
Frais, surgelés	À privilégier.
Panés, plats préparés industriels, autres...	À supprimer, souvent présence assez importante de matière grasse.
Crustacés, coquillages	Selon envie.
Viande	Viande maigre sans gras en petite quantité (80 g) en alternance avec la prise de poisson.
Fraîche, surgelée	À privilégier.
Plats préparés industriels	À supprimer, souvent présence non négligeable de matière grasse.
Jambons, cuit et cru	À privilégier, sans gras.
Autres charcuteries (saucisse, saucisson, rillettes...)	À supprimer.
Pain	Selon envie.
Pain complet, multicéréale, de boulangerie	À privilégier.
Pains fantaisie, industriels	À éviter pour la teneur en matière grasse et sucre ajouté.
Biscottes	Selon envie.
Produits laitiers	À favoriser.
Lait	Selon tolérance.

Produits laitiers ultrafrais (yaourt, fromage blanc, faisselle...)	À privilégier, à chaque repas, en alternance avec des fromages secs.
Fromages secs et salés	Selon tolérance digestive, limiter à 30 g.
Desserts lactés sucrés (flan, crème vanille...) Crème	Interdits si diabète.
Boissons	L'eau est la seule boisson à prendre en plus d'un thé ou d'un café le matin.

Dans les affections chroniques du pancréas, l'appétit est le plus souvent médiocre. Les prises alimentaires doivent être multipliées à heures fixes avec des apports limités.

Place des plantes

Il n'y a pas une plante spécifique à visée protectrice du pancréas ; néanmoins la tisane de thym, par son action digestive et tonifiante, est recommandée.

Thym. 1 cuillère à soupe pour un bol d'eau. Porter à frémissement, laisser infuser 10 minutes. Filtrer et boire 1 à 2 fois dans la journée.

Place des compléments alimentaires

Les compléments vitaminiques, minéraux et protéiques sont souvent nécessaires dans un contexte de dénutrition, avec un suivi médical associé.

▪ *Prostate, protection de la prostate*

Le cancer de la prostate est devenu le plus fréquent des cancers en France avec 62 245 nouveaux cas par an.

Une alimentation adaptée aide à limiter son risque d'apparition. Selon diverses études, certains aliments sont considérés comme protecteurs, alors que d'autres sont à éviter. Dans toutes les études, on trouve cette notion qu'une alimentation trop riche au plan énergétique, et notamment en graisses dites « saturées » (voir ci-dessous) favorise l'apparition des cancers de la prostate.

Principes du traitement nutritionnel	Consommer régulièrement des **aliments considérés comme protecteurs : tomate, brocoli, thé vert**. Mais aussi d'autres fruits et légumes frais et secs riches en bêtacarotène et en lycopène comme les abricots secs. L'**huile d'argan** aurait aussi des vertus préventives contre le cancer de la prostate, à ajouter aux huiles d'assaisonnement. Avoir un bon statut en **vitamine D** ; des taux élevés de vitamine D dans le sang sont associés à un risque réduit de cancer de la prostate (source alimentaire : œufs, poissons gras). **Limiter les aliments riches en acides gras saturés** (huile de palme, de coprah, beurre) et **en acides gras trans** (« partiellement hydrogénés ») présents dans de multiples préparations industrielles (biscuits, viennoiseries diverses, plats préparés).

	Prévenir et lutter contre le surpoids et l'obésité. L'apport en calories doit être limité.
Fruits et légumes	À chaque repas, fruits et légumes frais et cuits. Privilégier les apports en fruits rouges riches en lycopène : tomate, pamplemousse rose, papaye, goyave.
Frais, surgelés	À privilégier.
Conserves, plats préparés industriels, autres	À éviter.
Fruits secs	Abricots secs.
Féculents	Régulièrement, 1 fois par jour.
Légumes secs	3 à 4 fois par semaine selon tolérance.
Pommes de terre	Sans matière grasse.
Céréales et dérivés (riz, pâtes, semoule...)	En alternance avec les légumes secs.
Œufs	En moyenne 5 par semaine.
Poissons	Environ 2 fois par semaine, les poissons « gras » : sardine, saumon, maquereau, hareng, anchois.
Frais, surgelés	À privilégier.
Panés, plats préparés industriels, autres...	À éviter.
Crustacés, coquillages	Selon les envies.
Viande	Viande maigre, 3 à 4 fois par semaine.
Fraîche, surgelée	À privilégier.

Plats préparés industriels	À éviter.
Jambons, cuit et cru	Sans le gras.
Autres charcuteries (saucisse, saucisson, rillettes...)	Occasionnellement (1 à 2 fois par mois).
Pain	Dans le cadre d'un bon équilibre alimentaire, ne pas dépasser l'équivalent d'une demi-baguette par jour.
Pain complet, multicéréale, de boulangerie	À favoriser.
Pains fantaisie, industriels	À éviter, tout comme les biscuits et les viennoiseries diverses.
Biscottes	Selon les envies, si pas de pain.
Produits laitiers	Sans excès.
Lait	Selon tolérance.
Produits laitiers ultrafrais (yaourt, fromage blanc, faisselle...)	1 à 2 fois par jour.
Fromages secs et salés	À limiter, environ 30 g par jour à cause de l'apport calorique.
Desserts lactés sucrés (flan, crème vanille...) Crème	À éviter.
Boissons	La boisson idéale : le thé vert et, bien sûr, l'eau.

Place des plantes

Plusieurs plantes sont utilisées en cas de tumeur bénigne (adénome) de la prostate. Certaines sont bien connues :

- Le prunier d'Afrique (Tadenan®),
- Le palmier de Floride (Permixon®).

Mais des plantes toutes simples comme l'ortie (ortie dioïque), la graine de courge, l'épilobe ont tout leur intérêt, selon différentes études et usages traditionnels.

Place des compléments alimentaires

Un statut inadapté (baisse) en vitamine D relevé par une prise de sang est considéré comme pouvant favoriser l'apparition de cancer, d'où la nécessité parfois d'une supplémentation en vitamine D, encadrée médicalement.

▪ *Remontées acides, reflux gastro-œsophagien*

On considère que sept millions de Français environ auraient régulièrement des remontées gastriques appelées reflux gastro-œsophagien (RGO). Les régurgitations, les sensations de brûlures remontant derrière le sternum, mais aussi la sensation parfois de goût métallique dans la bouche le définissent. Le degré de ce reflux, avec de possibles régurgitations acides (appelées pyrosis), est variable d'une personne à l'autre. Il peut s'accompagner dans les formes les plus sérieuses d'une inflammation du bas œsophage (appelée œsophagite), entraînant des douleurs semblables à des brûlures.

S'il n'y a pas de traitement miracle du reflux, des conseils alimentaires permettent toutefois une diminution des symptômes dans les formes simples de l'adulte.

Principes du traitement nutritionnel	**Limiter les apports en aliments gras**, surtout le soir. Le gras ralentit la digestion (ralentissement de la vidange gastrique). **Bien mastiquer** les aliments et **faire de petits repas** (les fractionner). **Éviter un apport excessif en liquide au moment des repas**, et surtout le soir (voir mesures complémentaires ci-dessous). Supprimer les boissons gazeuses (tendant à augmenter la pression dans l'estomac). **Contrôler le poids**, le surpoids favorisant le reflux (RGO).
Fruits et légumes	Tous les fruits et légumes cuits, à chaque repas, dans le cadre d'un bon équilibre nutritionnel. Les fruits et légumes crus ne sont à limiter transitoirement que si l'inflammation du bas œsophage est insuffisamment contrôlée.
Frais, surgelés	À privilégier.
Conserves, plats préparés industriels, autres	À éviter.

Fruits secs	À limiter (à cause des fibres si œsophagite).
Féculents	1 fois par jour en moyenne, à bien choisir.
Légumes secs	À éviter à cause des fibres.
Pommes de terre	Sans excès et sans matière grasse.
Céréales et dérivés (riz, pâtes, semoule...)	Régulièrement, mais sans excès.
Œufs	3 à 5 par semaine.
Poissons	Conseillés, environ 2 fois par semaine.
Frais, surgelés	À privilégier.
Panés, plats préparés industriels, autres...	À éviter, souvent excès de matières grasses.
Crustacés, coquillages	Selon envie.
Viande	En quantité modérée et viande maigre.
Fraîche, surgelée	À privilégier.
Plats préparés industriels	À éviter, souvent excès de matières grasses.
Jambons, cuit et cru	Selon envie, sans le gras.
Autres charcuteries (saucisse, saucisson, rillettes...)	À supprimer.
Pain	Ne pas dépasser les 120 g, soit l'équivalent d'une demi-baguette par jour.

Pain complet, multicéréale, de boulangerie	Pain blanc uniquement pour éviter les fibres dures si œsophagite.
Pains fantaisie, industriels	À éviter, teneur en matière grasse souvent élevée.
Biscottes	Selon envie.
Produits laitiers	Nécessaire, vertus adoucissantes.
Lait	Selon tolérance.
Produits laitiers ultrafrais (yaourt, fromage blanc, faisselle...)	À privilégier.
Fromages secs et salés	À limiter (30 g par jour) à cause de la teneur en matière grasse.
Desserts lactés sucrés (flan, crème vanille...) Crème	Occasionnellement.
Boissons	Eau plate en dehors des repas. Eau gazeuse et boissons alcoolisées à supprimer en cas d'œsophagite.
Autres aliments	Épices et sel à limiter.

Différentes mesures complémentaires doivent accompagner cette alimentation adaptée :
- Ne pas s'allonger juste après les repas ;
- Ne pas se pencher en avant après les repas (éviter l'antéflexion, par exemple, pour lacer ses chaussures) ;
- Ne pas mettre de vêtements trop serrés au niveau du ventre ;
- Classiquement, il est aussi préconisé de surélever la tête du lit.

Place des plantes et des compléments alimentaires

En présence d'une œsophagite, les conseils préconisés pour les gastrites valent aussi (voir p. 222).

▪ *Résidus et fibres, régime sans résidu, régime sans fibres*

Un régime dit « sans résidu » correspond à une alimentation sans fibres végétales. Celles-ci sont, dans certains cas, irritantes pour le tube digestif s'il est enflammé et elles augmentent le volume des selles.

On distingue plusieurs types de régimes sans résidu avec des appellations différentes, d'où une certaine confusion, même dans le milieu médical (médecins, infirmières, kinésithérapeutes...).

Explicitons les appellations et les différentes indications.

Le régime « sans résidu strict » est aussi dénommé « alimentation pauvre en résidus »

Les indications prévalent pour les maladies ou troubles suivants :

- Maladies inflammatoires du tube digestif en poussée (maladie de Crohn...) (voir p. 261) ;
- Diverticulites en poussée ;
- Diarrhées aiguës (voir p. 213) ;

et pour les préparations des :
- Chirurgies du côlon (1 semaine avant et 8 à 15 jours après l'intervention) ;
- Chirurgies de l'intestin grêle, mais aussi les grêles et côlons radiques, les mucites ;

Examens spécifiques :
- 3 jours avant, dans le cadre de la préparation à un examen coloscopique ;
- 2 à 4 jours avant une échographie des artères rénales ;
- 2 à 4 jours avant une scintigraphie au galium ;
- 2 à 4 jours avant une scintigraphie à la somatostatine.

Principes du traitement nutritionnel	**Supprimer les apports en fibres d'origine végétale** des fruits et des légumes ainsi que des produits céréaliers enrichis en fibres. **Aucune graisse cuite. Pas de lactose (lait).**
Fruits et légumes	Supprimer les fruits et légumes crus et cuits transitoirement.
Frais, surgelés	À supprimer.
Conserves, plats préparés industriels, autres	Autorisées : les gelées de fruits sans pépin.
Fruits secs	À supprimer.
Féculents	À bien choisir.
Légumes secs	À supprimer.
Pommes de terre	En purée.
Céréales et dérivés (riz, pâtes, semoule...)	Riz blanc conseillé, comme la semoule.

Œufs	Œufs durs.
Poissons	Autorisés.
Frais, surgelés	À privilégier, cuisson à la vapeur.
Panés, plats préparés industriels, autres...	À supprimer.
Crustacés, coquillages	Crustacés autorisés, coquillages interdits.
Viande	Autorisée.
Fraîche, surgelée	À privilégier, à cuire sans matière grasse.
Plats préparés industriels	À supprimer.
Jambons, cuit et cru	Conseillés, sans le gras.
Autres charcuteries (saucisse, saucisson, rillettes...)	À supprimer.
Pain	Autorisé, selon le type.
Pain complet, multicéréale, de boulangerie	À supprimer. Prendre uniquement du pain blanc.
Pains fantaisie, industriels	À éviter.
Biscottes	Biscottes standard autorisées.
Produits laitiers	Choisir les produits sans lactose.
Lait	Supprimer (sauf les laits délactosés).
Produits laitiers ultrafrais (yaourt, fromage blanc, faisselle...)	Fromage blanc, yaourt et autres produits ultrafrais, selon tolérance.

Fromages secs et salés	Autorisés, surtout les fromages type gruyère.
Desserts lactés sucrés (flan, crème vanille...) Crème	En quantité modérée.
Boissons	Eau, thé léger et roïbos (thé rouge). Bouillon clair (sans légumes).

Ce régime « sans résidu strict », transitoire selon l'affection ou la préparation, doit être progressivement élargi pour revenir à la normale en passant par des étapes intermédiaires dont le régime « sans fibres ».

Le régime « sans fibres », appelé aussi « alimentation pauvre en fibres »

Les indications sont diverses :
- Étape intermédiaire du régime « sans résidu strict » vers un retour à la normale,
- En cas de troubles et de douleurs abdominales fonctionnelles (voir colites p. 190), d'accélération du transit..., dans toutes les situations où il faut améliorer « le confort digestif » par une alimentation la moins irritante possible.

Principes du traitement nutritionnel	• **Pas de fibres végétales issues de fruits et légumes crus** (salade tendre autorisée pour ne pas déséquilibrer la ration alimentaire). • **Pas de fibres végétales dures, même cuites**. • **Les légumes secs, mais aussi les fruits secs, sont déconseillés**.
Fruits et légumes	Pas de fruits et légumes crus (sauf salade tendre).
Frais, surgelés	Tous les fruits et légumes bien cuits sauf les poireaux, les céleris et les salsifis.
Conserves, plats préparés industriels, autres	Compote autorisée.
Fruits secs	À supprimer.
Féculents	À bien choisir.
Légumes secs	À supprimer.
Pommes de terre	Bien tolérées : à la vapeur, en purée.
Céréales et dérivés (riz, pâtes, semoule…)	Pas de produits « complets ».
Œufs	3 à 5 par semaine.
Poissons	Régulièrement, idéalement au moins 3 fois par semaine.
Frais, surgelés	À privilégier.
Panés, plats préparés industriels, autres…	Occasionnellement (1 à 2 fois par mois).
Crustacés, coquillages	Selon les envies.

Viande	Dans le cadre d'un bon équilibre alimentaire, viande maigre, 3 à 4 fois par semaine.
Fraîche, surgelée	À privilégier.
Plats préparés industriels	Occasionnellement (1 à 2 fois par mois).
Jambons, cuit et cru	Selon envie, sans le gras.
Autres charcuteries (saucisse, saucisson, rillettes...)	Occasionnellement (1 fois par mois).
Pain	Ne pas dépasser l'équivalent d'une demi-baguette par jour.
Pain complet, multicéréale, de boulangerie	Pain blanc uniquement.
Pains fantaisie, industriels	Occasionnellement.
Biscottes	Forme standard, selon les envies, si pas de pain.
Produits laitiers	À bien choisir.
Lait	À éviter (à cause du lactose/ou lait délactosé).
Produits laitiers ultrafrais (yaourt, fromage blanc, faisselle...)	Généralement bien tolérés.
Fromages secs et salés	Bonne tolérance digestive.
Desserts lactés sucrés (flan, crème vanille...) Crème	Occasionnellement (1 fois par semaine).
Boissons	Eau, thé, café léger.

Place des plantes

Les tisanes de thym sont toujours les bienvenues. Elles améliorent la digestion et sont tonifiantes. 1 à 2 bols par jour sont conseillés.

La menthe poivrée peut également être préconisée.

Place des compléments alimentaires

Les compléments alimentaires sont à prendre avec précaution, notamment ceux à base de probiotiques, certains d'entre eux pouvant présenter plus d'inconvénients que d'avantages en fonction des situations. Des études en cours permettront bientôt de donner des conseils précis selon les souches bactériennes présentes dans les différents types de probiotiques.

▪ *Varices*

Les varices des membres inférieurs sont liées à une dilatation des veines et à une moins bonne chasse du sang vers le cœur ; le caractère héréditaire est un facteur souvent présent. Les manifestations sont des sensations de lourdeur de jambes, parfois de brûlures, de fourmillements, et généralement d'œdèmes. Une alimentation inadaptée majore les troubles, surtout en cas de surpoids. L'alimentation préconisée ci-après, associée à la marche et à l'exercice physique, à la surélévation des jambes au repos, assurent une diminution des signes. Les bas de contention sont utiles mais souvent difficiles à supporter en cas de forte chaleur.

Le risque majeur des varices est la formation de caillots de sang (thrombose, phlébite), puis la migration de ceux-ci (embolie pulmonaire), pouvant mettre en jeu le pronostic vital.

Principes du traitement nutritionnel	Avoir une **alimentation de type méditerranéen** « traditionnel » qui a fait ses preuves : riche en fibres végétales, en poisson, et pauvre en viande. **Limiter** fortement tous **les produits contenant des acides gras trans** (étiquettes avec mention : graisses ou lipides « partiellement hydrogénés ») et **les acides gras saturés** issus, notamment, des huiles de palme et de coprah. **Favoriser la consommation des acides gras oméga-3** : des poissons gras type saumon, maquereau, sardine, et les huiles de noix et de colza (associer à l'huile d'olive). **Avoir une alimentation réduite en calorie.**
Fruits et légumes	5 portions par jour en moyenne.
Frais, surgelés	À privilégier, notamment artichaut et oignon.
Conserves, plats préparés industriels, autres	Occasionnellement, en bocaux pour des conserves de légumes nature.
Fruits secs	Noisettes, noix, amandes : 4 à 6 par jour.

Féculents	Régulièrement.
Légumes secs	3 à 4 fois par semaine.
Pommes de terre	Selon envie, sans excès, sans matière grasse.
Céréales et dérivés (riz, pâtes, semoule...)	En alternance avec des légumes secs.
Œufs	Environ 3 à 5 par semaine.
Poissons	À consommer environ 2 fois par semaine : maquereau, sardine, hareng, flétan, saumon.
Frais, surgelés	À privilégier.
Panés, plats préparés industriels, autres...	À éviter, souvent excès de matière grasse peu recommandable.
Crustacés, coquillages	Selon les envies.
Viande	À fortement modérer, uniquement viande maigre.
Fraîche, surgelée	À privilégier.
Plats préparés industriels	À éviter, souvent excès de matière grasse peu recommandable.
Jambons, cuit et cru	Sans matière grasse.
Autres charcuteries (saucisse, saucisson, rillettes...)	Occasionnellement (1 fois par mois).
Pain	Moins de 120g par jour (une demi-baguette).
Pain complet, multicéréale, de boulangerie	À privilégier.

Pains fantaisie, industriels	À supprimer, tout comme les viennoiseries et les biscuits divers.
Biscottes	Selon envie.
Produits laitiers	À bien choisir.
Lait	Selon tolérance digestive.
Produits laitiers ultrafrais (yaourt, fromage blanc, faisselle...)	À privilégier.
Fromages secs et salés	À modérer si surpoids (30 g/j, soit l'équivalent de 1/8e de camembert).
Desserts lactés sucrés (flan, crème vanille...) Crème	À limiter à 1 à 2 prises par semaine.
Boissons	L'eau est la seule boisson indispensable. Ne pas dépasser 1 à 2 verres de vin par jour occasionnellement. Thé vert le matin.
Autres aliments	Les divers condiments permettent de réduire l'apport en sel ; l'ail a également des vertus protectrices pour les vaisseaux sanguins.

Place des plantes

De nombreuses plantes garantissent une meilleure tonicité des vaisseaux sanguins (les valvules des veines facilitant le retour du sang vers le cœur étant détériorées). On peut citer :

- La vigne rouge. À prendre en gélules compte tenu de son amertume (300 mg d'extraits secs matin et soir). Pour les marques, à choisir avec votre pharmacien ;
- L'hamamélis. Un arbuste aux branches souples avec lequel les Amérindiens faisaient leurs arcs. Ses feuilles ont des vertus vasculaires et leur goût est assez neutre ;
- Le mélilot. Cette plante était autrefois parée de multiples vertus. Elle a toujours son intérêt, notamment pour aider à limiter le risque de formation d'un caillot (thrombose) ; mais ne se substitue en aucun cas à un traitement anticoagulant.

Tisane
Hamamélis : 60 g
Mélilot : 40 g
Mélisse : 30 g

1 cuillère à soupe du mélange pour un bol d'eau, porter à ébullition, laisser infuser 10 minutes. Filtrer et boire 1 à 2 bols par jour.

▪ *Vésicule biliaire, calculs (lithiase biliaire), ablation chirurgicale de la vésicule biliaire (cholécystectomie)*

La présence de calculs dans la vésicule biliaire (lithiase biliaire) obstruant ou risquant d'obstruer les voies d'écoulement de la bile nécessite de prendre des précautions alimentaires particulières. Celles conseillées en cas d'ablation chirurgicale de la vésicule biliaire (cholécystectomie) due à la migration d'un calcul bouchant les voies biliaires sont proches, d'où un plus petit dénominateur commun.

25 % des Français âgés de plus de 50 ans (et principalement des femmes) présenteraient des calculs ou de la « boue » dans la vésicule. Dans 90 % des cas, il n'y a pas de douleur, d'où généralement des découvertes fortuites au cours d'une échographie abdominale.

Principes du traitement nutritionnel	La principale recommandation est d'avoir une **alimentation la moins grasse possible**. Les aliments gras augmentent les contractions de la vésicule biliaire et la chasse des calculs qui risquent de boucher le canal conduisant la bile à l'intestin (mais la vésicule se contracte aussi spontanément dans la journée). En l'absence de vésicule, il y a un flux de bile continu et donc une moindre aisance à la digestion des graisses lorsqu'elles arrivent soudainement en excès dans les intestins. **Limiter les apports en sucre (saccharose)** qui favorisent la formation des calculs. **Le magnésium, à l'inverse, préviendrait le risque** de formation des calculs, d'où l'intérêt des fruits et légumes secs.
Fruits et légumes	À favoriser. 5 fruits et légumes par jour, selon les recommandations officielles.
Frais, surgelés	À privilégier.

Conserves, plats préparés industriels, autres	À éviter car, pour les plats industriels, il y a souvent des matières grasses.
Fruits secs	Régulièrement, par exemple 4 à 5 le matin.
Féculents	Régulièrement, mais sans excès, à cause de la charge calorique (3 à 5 cuillères à soupe cuits).
Légumes secs	3 à 4 fois par semaine, quantité selon tolérance.
Pommes de terre	Sans excès, sans matière grasse, jamais de chips ni de frites.
Céréales et dérivés (riz, pâtes, semoule...)	À alterner avec les légumes secs.
Œufs	3 par semaine. Œuf dur de préférence (car sans matière grasse ajoutée).
Poissons	Poisson blanc recommandé.
Frais, surgelés	À privilégier.
Panés, plats préparés industriels, autres...	À supprimer, souvent présence de matière grasse.
Crustacés, coquillages	Selon les envies.
Viande	Uniquement les viandes maigres.
Fraîche, surgelée	À privilégier.
Plats préparés industriels	À supprimer à cause des matières grasses, surtout si plus de 10 g de lipides pour 100 g de préparation – bien lire les étiquettes.
Jambons, cuit et cru	Autorisés, sans le gras.

Autres charcuteries (saucisse, saucisson, rillettes...)	À supprimer.
Pain	Ne pas dépasser 120 g par jour (une demi-baguette).
Pain complet, multicéréale, de boulangerie	À privilégier.
Pains fantaisie, industriels	À supprimer.
Biscottes	Selon envie.
Produits laitiers	Choisir les moins gras.
Lait	Selon tolérance.
Produits laitiers ultrafrais (yaourt, fromage blanc, faisselle...)	À privilégier.
Fromages secs et salés	À limiter, compte tenu de l'apport en matière grasse (30 g/jour, soit l'équivalent de 1/8e de camembert).
Desserts lactés sucrés (flan, crème vanille...) Crème	Occasionnellement (1 fois par semaine).
Boissons	Eau, thé, café en petite quantité. Autres boissons occasionnelles.
Autres aliments	Pour les huiles végétales d'assaisonnement, 1 cuillère à soupe en moyenne par jour.

Place des plantes et des compléments alimentaires

Aucune plante connue ne peut dissoudre les calculs formés. L'amélioration de la digestion peut se faire avec les plantes à tropisme hépatique et digestif, notamment avec le boldo, le romarin et la mélisse.

Tisane
Boldo : 30 g
Romarin : 30 g
Mélisse : 30 g

1 cuillère à soupe du mélange pour un bol d'eau, porter à frémissement, retirer du feu, laisser infuser 10 minutes, filtrer et boire 1 bol par jour.

- *Yeux, protection des yeux*

Protéger la rétine et le cristallin relève du même type d'approche alimentaire : avoir une alimentation riche en antioxydants. Il faut choisir une alimentation concentrée en vitamine C, vitamine E, folates, carotène, lutéine et zéaxanthine. Une alimentation riche en acides gras oméga-3 réduit également le risque de dégénérescence.

Principes du traitement nutritionnel	Consommer **suffisamment de vitamine C d'origine naturelle.** Avoir un **apport régulier en lutéine et en zéaxanthine** grâce aux légumes à feuilles vertes : épinards, chou vert, blette, courge, mais aussi brocolis et haricots verts. Consommer des produits ayant une **forte concentration en oméga-3** : poissons gras (apport également en vitamine D), huiles de colza et de noix ; fruits oléagineux que sont les amandes et les noix.
Fruits et légumes	En abondance, au moins 3 fruits par jour et des légumes à feuilles. Prendre un des légumes cités plus haut tous les jours.
Frais, surgelés	À consommer le plus souvent crus ou mi-cuits (*al dente*) pour avoir une bonne préservation des vitamines.
Conserves, plats préparés industriels, autres	À éviter.
Fruits secs	Amandes, noix, tous les jours à raison de 3 à 4.
Féculents	Régulièrement, dans le cadre d'un bon équilibre alimentaire.
Légumes secs	3 fois par semaine, quantité selon tolérance digestive.
Pommes de terre	Sans matière grasse cuite.
Céréales et dérivés (riz, pâtes, semoule...)	Régulièrement, mais sans excès.

Œufs	Jusqu'à 5 par semaine.
Poissons	Poissons gras : saumon, sardine, maquereau, hareng, environ 2 fois par semaine.
Frais, surgelés	À privilégier.
Panés, plats préparés industriels, autres...	À éviter.
Crustacés, coquillages	Selon les envies.
Viande	Viande maigre, 3 à 4 fois par semaine environ avec des portions modestes (100 g).
Fraîche, surgelée	À privilégier.
Plats préparés industriels	À éviter.
Jambons, cuit et cru	Selon les envies, sans le gras.
Autres charcuteries (saucisse, saucisson, rillettes...)	Occasionnellement (1 à 2 fois par mois).
Pain	Dans le cadre d'un bon équilibre alimentaire, ne pas dépasser l'équivalent d'une demi-baguette par jour (120 g).
Pain complet, multicéréale, de boulangerie	À privilégier.
Pains fantaisie, industriels	À limiter à quelques occasions.
Biscottes	Selon les envies, si pas de pain.
Produits laitiers	Dans le cadre d'un bon équilibre alimentaire, 2 à 3 fois par jour.

Lait	Selon tolérance.
Produits laitiers ultrafrais (yaourt, fromage blanc, faisselle...)	À privilégier.
Fromages secs et salés	Sans excès, à cause de l'apport en matière grasse, 1 fois par jour à raison de 30g (soit l'équivalent de 1/8e de camembert).
Desserts lactés sucrés (flan, crème vanille...) Crème	Occasionnellement, 1 à 2 fois par mois.
Boissons	L'eau est la seule boisson à conseiller en plus du thé vert le matin, riche en antioxydants.

Place des plantes et des compléments alimentaires

Pour assurer une bonne protection des yeux, il faut une bonne hygiène de vie, sans tabagisme, porter des lunettes en cas de forte luminosité, et consommer de nombreux fruits tout au long de la vie.

Les nombreux compléments alimentaires (vitamines, éléments minéraux) sont d'un intérêt qui « demeure à établir » selon diverses analyses. Seule la synergie des composés protecteurs présents dans l'alimentation peut assurer les bienfaits attendus.

ANNEXES

Médicaments et alimentation

Les liens entre alimentation et médicaments sont nombreux mais encore imparfaitement étudiés. D'une part, les aliments peuvent modifier la concentration de tel ou tel médicament dans le sang et, à l'inverse, des prises médicamenteuses nécessitent d'adopter des précautions alimentaires. Certains agissent aussi en provoquant des nausées, une sécheresse de la bouche, des douleurs de ventre ou des diarrhées. Il y a donc des effets directs ou indirects qui modifient le comportement alimentaire. Enfin, le vaste champ des interactions entre les additifs alimentaires de synthèse (colorants, conservateurs...) et les médicaments reste encore inexploré.

▪ *Anticoagulant et alimentation*

La prise de certains anticoagulants, ceux de la classe des antivitamines K (AVK), nécessite une consommation stable mais modérée de crucifères et de légumes à feuilles comme les épinards.

▪ *Cortisone et précaution alimentaire*

La prise de médicaments de la classe des corticoïdes (anti-inflammatoires) sur une longue période nécessite un contrôle des apports en sel (sans sel ajouté et aliments les moins salés) et en sucre (sans produits avec sucre ajouté comme les desserts lactés, friandises diverses, biscuits riches en sucre...). Par ailleurs, on préconise de prendre suffisamment de protéines (poissons, produits laitiers nature type yaourt...) et de potassium d'origine alimentaire (fruits et légumes secs).

▪ *Médicaments anticholestérol et contre l'hypertension artérielle*

Certains médicaments de cette classe thérapeutique peuvent subir une modification de l'absorption dans l'organisme en présence de jus de pamplemousse. Il faut bien lire les notices des médicaments et adapter certaines habitudes.

▪ *Médicaments et alcool*

Il est contre-indiqué de prendre des boissons alcoolisées avec la plupart des médicaments, plus particulièrement ceux agissant sur les troubles du cerveau comme les antidépresseurs et les neuroleptiques.

▪ *Médicaments et dénutrition*

Les médicaments sont nombreux à être source de troubles de l'appétit chez les personnes âgées, d'inflammation de la bouche, de douleurs abdominales. La liste est tellement longue qu'il est nécessaire de bien regarder leurs notices qui sont régulièrement actualisées.

▪ *Médicaments et surpoids*

Divers médicaments favorisent le surpoids. Il s'agit d'une notion à connaître. Toujours s'informer auprès de son médecin.

Principaux médicaments pouvant provoquer une prise de poids (liste non exhaustive) :

Neuroleptiques	La plupart des neuroleptiques entraînent une prise de poids. Ils stimulent l'appétit et/ou induisent une augmentation de la masse grasse ; cela est particulièrement net avec les produits comme le Leponex®, le Zyprexa®.
Antidépresseurs	Les antidépresseurs tricycliques ont tendance à entraîner une prise de poids, mais ils sont moins prescrits que les inhibiteurs de la recapture de la sérotonine qui ne présentent pas cet inconvénient.
Antidiabétiques	Les glitazones, mais aussi les sulfamides, peuvent faire prendre du poids dans des proportions variables.
Corticoïdes	Les prises sur plusieurs semaines peuvent au début stimuler l'appétit puis cet effet diminue.

Anti-inflammatoires	Ils peuvent favoriser l'apparition d'œdèmes, d'où une prise de poids sur la balance.
Antihistaminiques	Un effet orexigène (stimule les prises alimentaires) est décrit pour les médicaments de la classe des antihistaminiques comme le cyproheptadine (Periactine®).
Antimigraineux	Un effet orexigène est décrit pour le pizotifène (Sanmigran®).
Les pilules œstroprogestatives	Certaines, les plus dosées, peuvent stimuler l'appétit et induire des troubles métaboliques (dyslipidémie).

Lecture des étiquettes

■ *Lors de l'achat au magasin*

Date limite de consommation (produits frais) : DLC

Sel ou sodium

• Choisir de préférence les produits ayant moins de 1 g de sel (NaCl) pour 100 g d'aliments :

- 1 g de sel = 0,4 g de sodium,
- 1 g de sodium = 2,5 g de sel.

• La simple mention « sel » peut cacher de fortes concentrations donc prudence.

Lipides = graisse

Choisir de préférence les produits contenant moins de 10 g de lipides pour 100 g d'aliments.

Glucides = sucre

• Pour les boissons, retenir cette équivalence : 5 g de glucide = 1 sucre ;

- Dans une boisson, la mention de 10 g de glucides pour 100 ml indique la présence de l'équivalent de 20 morceaux de sucre pour 1 litre !

Calories = valeur énergétique des aliments

- La valeur calorique des aliments est indiquée pour 100 g.
- Les besoins caloriques moyens pour les adultes sont de :
  - 1 900 Kcal/j pour les femmes ;
  - 2 400 Kcal/j pour les hommes (variations en fonction de la corpulence et du degré d'activité physique).

Labels

- AB : agriculture biologique ;
- Label rouge, certification de conformité : qualité ;
- AOC : terroir (zone géographique).

Autres mentions

- Édulcorant : substituts du sucre ; parmi les plus courants : l'aspartame et l'acésulfame K. Choisir de préférence les produits « sans sucre ajouté » et sans édulcorant ;
- En cas de phénylcétonurie : rechercher la mention « contient une source de phénylalanine », pour ne pas consommer le produit ;
- En cas d'allergie, lisez bien la liste des ingrédients.

▪ *À la maison*

Conservation et mode d'emploi

Lisez bien ce qui est indiqué sur l'étiquette. En cas de problème :

- Reportez-vous à l'adresse du fabricant et au numéro de lot ;
- N'hésitez pas à appeler et à retourner au magasin pour la lecture du code barre.

Éthique du consommateur : choisir les emballages recyclables ou recyclés.

Valeur calorique moyenne des aliments

Valeur calorique moyenne par groupe d'aliments exprimée en Kcal pour 100 g d'aliments

Produits laitiers	
• Lait entier (100 ml)	65
• Lait demi-écrémé (100 ml)	45
• Yaourt nature (1), petit-suisse (1)	50
• Fromage blanc entier	50
• Fromage blanc 40 % MG	100
• Fromage (camembert, gruyère, roquefort...)	300 à 500
Viandes, charcuteries	
• Viande maigre (escalope, gigot, jambon dégraissé...)	180
• Viande grasse (entrecôte, canard, agneau...)	220 à 350
• Charcuterie (saucisson, rillettes...)	400 à 600
Poissons, produits aquacoles	
• Poissons maigres (bar, limande, cabillaud...)	80
• Poissons gras (anchois, anguille...)	210
• Crustacés	100
• Mollusques	50
Œufs	
• Œuf de poule entier	160
Céréales, légumes secs, féculents	
• Corn flakes	360
• Pain	250
• Riz, pâtes... (cuits)	100
• Légumes secs (lentilles...) (cuits)	100
• Pommes de terre	100
Fruits et légumes frais	
• Citron, cerise, fraise, melon...	50
• Concombre, épinard, tomate, chou...	50

Fruits secs	
• Datte, raisin sec...	250
Fruits oléagineux	
• Cacahuète, noix...	550
Matières grasses	
• Beurre	700
• Beurre allégé	400
• Huile	900
• Margarine allégée	400
• Végétaline	900
• Crème	300
• Crème allégée (10 %)	120
Sucreries	
• Sucre n° 4 : 5 g par unité (20 Kcal)	400
• Confiture, miel, crème de marron	300
Boissons	
• Vin (1 dl)	70
• Soda (1 dl)	50
Produits transformés	
• Pâtisseries, croissant, brioche, biscuits	300 à 500
• Chocolat	500
• Sandwich pain/jambon	280
• Hamburger (ordinaire), hot dog	300
• Bouchée à la reine	450
• Frites	400
• Quiche, pizza*	350
• Raclette*	350
• Spaghetti carbonara, bolognaise*	350
• Plat transformé**	variable

* La valeur calorique dépend des marques ; généralement, elle est supérieure à 350 Kcal pour 100 g.

** Compte tenu de la sensibilisation des industriels, de nombreux plats transformés ont une valeur calorique variable allant de 150 Kcal à plus de 350 Kcal. La charge calorique est toujours indiquée sur l'étiquette alimentaire et exprimée pour 100 g d'aliments.

Repères pour des mesures courantes (moyennes)

Produits	g (poids moyen à l'unité)
Produits céréaliers et féculents	
• Baguette parisienne	250
• Pain de mie (1 tranche)	20
• Riz cuit, lentilles... (1 cuillère à soupe bombée)	40
• Pommes de terre en purée (1 cuillère à soupe bombée)	30
Produits laitiers	
• Fromage « une portion »	30
• Fromage blanc (3 cuillères à soupe)	100
Corps gras	
• Beurre (plaquette individuelle)	10
• 1 noix	3
• Huile (1 cuillère à soupe)	10
Fruits	
• Abricot	40
• Banane (petite)	60
• Brugnon	80
• Cerises (10)	80
• Citron	75
• Figue fraîche	70
• Mandarine	30-40
• Orange	100-130
• Pamplemousse	150-200
• Pomme (petite)	100-130
• Raisins (20 grains)	70

Caractéristiques des principales huiles végétales de table

	AG Oméga-3	AG Oméga-6	AG Mono-insaturé	Résistance à la chaleur	Aspect gustatif	Coût (– peu élevé, + plus élevé)	Protection santé
Colza	+			-**			++
Noix	+				+	+	++
Soja*	+				±	±	
Olive			+	+	+	±	++
Tournesol		+		+	±		
Maïs, pépin de raisin		+		+	+	±	
Arachide		+ (+ AG saturé)		+	±		

* Faible assimilation des acides gras oméga-3 issus des huiles de soja.
** Certaines huiles de colza actuellement sur le marché peuvent être utilisées pour les cuissons.

Les mélanges d'huiles du commerce tout prêts ont un intérêt variable selon leur composition.

Le conseil est donc de choisir :

– Comme huile d'assaisonnement : idéalement 50 %

huile de colza – 50% huile d'olive ou huile de noix seule (ou huile d'olive seule) ;

– Comme huile de cuisine : huile d'olive (si le goût n'est pas apprécié, huile de tournesol).

Choisir de préférence les huiles de pression.

Teneur moyenne en graisse des différentes viandes

	20 à 30 %	20 à 10 %	Inf. à 10 %
Porc			
• Côte	x		
• Échine	x		
• Saucisse	x		
• Charcuterie	x		
• Épaule		x	
• Filet mignon			x
• Jambon (découenné)			x
Bœuf			
• Plat de côte	x		
• Entrecôte		x	
• Onglet		x	
• Collier		x	
• Rumsteak			x
• Tende de tranche			x
Agneau			
• Côte	x		
• Épaule		x	
• Gigot		x	
Poulet			
• Haut de cuisse		x	
• Blanc			x
Veau			
• Épaule		x	
• Jarret			x
• Noix			x

Sel dans les aliments

▪ *Les produits les plus riches en sel sont :*

- Viandes et poissons fumés ;
- Charcuteries (jambon, saucisson...) ;
- Fromages secs (si prise supérieure à 60 g, équivalent d'un quart de camembert) ;
- Pain normal (si prise supérieure à 120 g, soit l'équivalent d'une demi-baguette) ; il existe des pains sans sel ;
- Eaux minérales (Vichy Célestins®, St Yorre®) parmi les plus minéralisées (mais surtout bicarbonates de sodium) ;
- Conserves, plats préparés industriels, soupes prêtes à consommer : variation de la concentration en sel selon les marques ;
- Chips, frites ;
- Biscuits apéritifs, viennoiseries et pâtisseries ;
- Beurre salé.

▪ *Les aliments les plus pauvres en sel sont :*

- Légumes frais (haricot vert, tomate, épinard...) ;
- Fruits frais (orange, poire, pomme, raisin...) ;
- Huiles végétales et fruits oléagineux (noix, amande...) ;
- Légumes secs (lentilles, petits pois*...) ;

---

* Aliments dont la cuisson se fait le plus souvent avec des ajouts de sel ; il convient de bien en contrôler les apports.

- Fruits secs (abricot, pruneau...) ;
- Céréales* (riz, dérivés du blé : pâte, semoule...) et pain sans sel ;
- Viande, poisson**, œufs frais ;
- Lait frais ;
- Aliments diététiques « à teneur réduite en sodium ».

Éviter l'ajout de sel

- Cuisiner avec peu de sel ;
- Ne pas ajouter de sel : pas de salière sur la table ;
- Donner du goût aux aliments grâce aux aromates, épices et herbes de Provence, curry ;
- Utiliser les huiles végétales (olive, noix...) mais avec modération, compte tenu de leur apport en calories.

Bien lire les étiquettes

Bien lire les étiquettes des plats préparés et des produits transformés : choisir ceux contenant moins de 1 g de sel pour 100 g d'aliment.

Attention : parfois n'est indiquée que la teneur en sodium, or 1 g de sodium = 2,5 g de sel et 1 g de sel (NaCl) = 0,4 g de sodium.

La simple mention « sel » dans la liste des ingrédients est insuffisamment informative et peut cacher de fortes concentrations.

L'apport quotidien recommandé est de 5 g.

** Ces aliments contiennent naturellement du sel mais en faible proportion. Le poisson de mer n'en contient pas plus que celui d'eau douce.

Index glycémique d'aliments courants

Ceux qui ont l'index le plus élevé sont ceux qui élèvent le plus le taux de sucre dans le sang (glycémie).

• Glucose • Miel • Soda sucré • Barre chocolatée* • Confiserie fantaisie* • Pain blanc • Céréales raffinées sucrées (corn flakes)*	IG > 70
• Biscuits, pâtisseries, viennoiseries* • Riz blanc • « Sucre » ou saccharose • Fruits secs • Pommes de terre cuites dans la peau (en purée l'IG > 70) • Betteraves • Banane, ananas, pastèque, mangue, raisin • Choux de Bruxelles, céleri • Pâtes cuites • Pain complet ou pain au son • Riz complet • Semoule • Pain de seigle complet	40 < IG < 70

• Laitages • Légumes crus dont carottes (cuites l'IG > 70) • Légumes secs (lentilles, haricots secs, pois chiches...) • Fruits frais (fructose) • Champignons	**IG < 40**

* Variation selon les marques.

Fibres végétales

L'apport idéal moyen en fibres est d'environ 40 g pour 24 heures.

• 80 g de pain complet = 4 tranches	6,8 g	• Dans la journée
• 20 g de fruits secs = petite poignée	2,5 g	• Matin
• 200 g de riz complet ou féculent = 4 cuillères à soupe cuit	18,2 g	• Midi
• 150 g de légumes frais cuits	5,0 g	• Midi ou soir
• 3 fruits	6,0 g	• Dans la journée
• 100 g salade	1,5 g	• Soir

Principales eaux en bouteille

Minéralisation et principales caractéristiques des eaux embouteillées :

Eaux embouteillées	Plate	Gazeuse	Minéralisation*	Calcium	Bicarbonate	Magnésium	Sodium** (chlorure et bicarbonate)
Arvie®		•	4	+	++++		++
Badoit®		•	3	+	+++	+	+
Contrex®	•		4	++	+	+	
Courmayeur®	•		4	++	+	+	
Cristalline®	•		2	+	+		
Évian®	•		2	+	+		
Hépar®	•		4	++	+	++	
Mont Roucous®	•		1				
Perrier®		•	2	+	+		
Quézac®		•	4	+	++	+	+
Salvetat®		•	3	+	++		

San Pellegrino®		•	3	+	+	+	
St Yorre®		•	4	+	++++		++++
Taillefine®	•		3	+			
Vichy Célestins®		•	4	+	+++		+++
Volvic®	•		1				

* *Minéralisation*
1 = > 50 mg de résidu sec par litre, très faiblement minéralisée.
2 = 50 à 500 mg/l, faiblement minéralisée.
3 = 500 à 1 500 mg/l, moyennement minéralisée.
4 = < 1 500 mg/l, fortement minéralisée.

** *Sodium*
Sa présence est un inconvénient dans les maladies cardiaques et l'hypertension artérielle en fonction des quantités bues et la présence de chlorure de sodium.

Principaux édulcorants ou substituts du sucre

Édulcorants	Pouvoir sucrant	Principaux produits pouvant en contenir
Édulcorants nutritifs		Confiserie Chewing-gum
sorbitol (E420) mannitol (E421) isomalt (E953) maltilol (E 965) lalctilol (E966) xylitol (E967)	±	
Édulcorants intenses		
Aspartame (E 951)	++	Nombreuses préparations alimentaires
Acésulfame K (E 950)	++	Boissons
Cyclamate (E952) (acide cyclamique)	++	Aliments divers
Saccharine (E954)	++	Aliments divers
Sucralose (E955)	++	Aliments divers

Le fructose (issu de l'hydrolyse de l'amidon de céréales) est également de plus en plus employé.

La thaumatine (E957) est un édulcorant naturel issu d'une plante africaine (produit également par génie génétique). La stévia (rebaudioside A extrait de la stévia) commercialisée est également issue d'une plante.

Autoévaluation des prises alimentaires

« Carnet de bord » à remplir quotidiennement

Date – / – / 200–	Petit déjeuner	Déjeuner	Dîner	Collation
Lieu du repas				
Horaire/durée				
Faim (0, +, ++, +++) avant le repas				
Détail des repas				
Humeur				
Activités physiques de la journée				

Groupes d'aliments et intérêt nutritionnel

	Produits	Vitamines	Minéraux et oligo-éléments	Nutriments (et éléments le plus souvent ajoutés)
Produits laitiers	Entiers (lait, yaourt...)	**A, B, D**	**Ca**, P, K, I	**Protéines/ Lipides saturés**
	Écrémés	**B**	**Ca**, P, K, I	**Protéines**
	Aromatisés	**B**	**Ca, P**, K, I	**Protéines** (G^+)
	Fromages	**B**	**Ca, P**, K, Na, I	**Protéines/ Lipides saturés**
	Crème, beurre	**A, B, D**	Ca, P, K	**Lipides/ Protéines**
Œufs	Œuf	A, **B, D**, E	Fe, I, Se, P, Ca	**Protéines/ Lipides saturés**
Poissons **Fruits de mer**	Gras (saumon, thon, sardine, maquereau...)	A, **B, D**	**I**, Fe, Se	**Acides gras Oméga-3/ Protéines**
	Blancs (colin, limande...)	**B**	**I**, Fe, Se	**Protéines**

	Produits	Vitamines	Minéraux et oligo-éléments	Nutriments (et éléments le plus souvent ajoutés)
	Fumés	A, **B**, D	**I**, Fe, Se	**Protéines/ acides gras Oméga-3** (S^+)
	Panés	**B**	**I**, Fe, Se	**Protéines** (L, S^+)
	Conserves	**B**	**I**, Fe, Se	**Protéines** (S^+)
	Fruits de mer	**B**	**I**, Fe, Se, Zn, Cu	**Protéines**
Viandes	Maigres (rumsteak, blanc de volaille, jambon...)	**B**	**Fe**, Zn	**Protéines**
	Grasses (côte, charcuterie...)	**B**	**Fe**, Zn	**Protéines/ Lipides saturés**
Plats cuisinés (viandes ou poissons)	Avec légumes	**B**	K, Mg	**Protéines** (L^+, S^+)
	Avec féculents : pâtes, pizza...	**B**	K, Mg	**Glucides/ Protéines/ Lipides saturés** (L^+, S^+)

	Produits	Vitamines	Minéraux et oligo-éléments	Nutriments (et éléments le plus souvent ajoutés)
Huiles	Colza, noix	**E**		**Acides gras Oméga-3**
	Olive	**E**		**Acides gras Oméga-9**
	Tournesol, pépins de raisin...	**E**		**Acides gras Oméga-6**
Margarines	Margarines	**E**		**Lipides**
Céréales et dérivés	Pain	**B***	Mg, **K**, Mn, Fe, **Zn**, Na	**Glucides/ Protéines** (S^+)
Céréales et dérivés	Dérivés du pain (pain de mie, biscottes...)	**B***	Mg, **K**, Fe, Na	**Glucides/ Lipides saturés/ Protéines** (L^+, G^+, S^+)
	Céréales du petit déjeuner	**B***	Variable	**Glucides/ Protéines** (L^+, G^+, S^+)

	Produits	Vitamines	Minéraux et oligo-éléments	Nutriments (et éléments le plus souvent ajoutés)
	Blé et dérivés : (semoule, pâtes...) Riz, maïs...	**B***	Mg, K, Ca, Fe, Zn, Mn	**Glucides/ Protéines**
Pâtisseries	Pâtisseries Viennoiseries Biscuits...		Variable	**Glucides/ Lipides saturés** (L^+, G^+, S^+)
Friandises	Bonbons, glaces, friandises diverses		Variable	**Glucides/ Lipides saturés** (G^+)
Fruits	Frais, surgelés	**C**, bêtacarotène	Mg, K	**Glucides**
	Secs (abricots, raisins...)	bêtacarotène	**K**, Mg	**Glucides**
	Oléagineux	**E**, B*	**K, Mg**	**Glucides/ acides gras Oméga-3/ Protéines**

	Produits	Vitamines	Minéraux et oligo-éléments	Nutriments (et éléments le plus souvent ajoutés)
Légumes	Frais, surgelés	**C**, bêtacarotène, B_9	Mg, K, E	**Glucides**
	Secs	**B***, E	K, **Mg**, Cu, Fe, Ca, P	**Glucides/ Protéines**

G (glucide), **L** (lipide), **P** (protéine), **S** (sel), **G⁺** (ajout en glucide), **L⁺** (lipide), **S⁺** (sel et ajout en sel), dépendant des marques, **B** (vitamines du groupe B), **B*** (vitamines du groupe B sans vitamine B_{12}), **E** (vitamine E), **Ca** (calcium), **Cu** (cuivre), **Fe** (fer héminique pour la viande et le poisson), **I** (iode), **K** (potassium), **Mg** (magnésium), **Mn** (manganèse), **Na** (sodium), **P** (phosphore), **Se** (sélénium), **Zn** (zinc).

Additifs alimentaires

L'utilisation des additifs alimentaires est encadrée au plan réglementaire. Néanmoins, des doutes s'expriment régulièrement sur l'innocuité de prises importantes et sur le long terme de certains d'entre eux. Par ailleurs, les conséquences de la consommation d'association d'additifs sont mal évaluées.

Nous donnons deux listes, celle des principaux additifs autorisés dans les produits bio et celle des principaux additifs, indépendamment des produits bio, considérés comme les moins nocifs en l'état actuel de nos connaissances.

▪ *Liste des différentes catégories d'additifs*

E100 à E180	Colorants : colorent comme leur nom l'indique.
E200 à E297	Conservateurs : inhibent le développement de certains micro-organismes. On compte parmi eux les sulfites, les nitrites et les propionates.
E300 à E321	Antioxygènes : retardent l'oxydation, notamment des matières grasses, et évitent ainsi leur rancissement.
E325 à E380	Acidifiants et correcteurs d'acidité : agissent sur le degré d'acidité du produit.
E400 à E495	Agents permettant une stabilisation physique : émulsifiants, gélifiants, épaississants, texturants.

E500 à E585	Additifs divers comme l'acide chlorhydrique (E507), l'acide sulfurique (E513), le sulfate d'aluminium (E520), des phosphates (E541 à E545), le talc (E550b)...
E620 à E650	Exhausteurs de goût : renforcent le goût et sont à distinguer des arômes ; parmi eux, les glutamates.
E900 à E914	Agents d'enrobage : sont applicables à la surface des aliments pour leur donner un aspect brillant ou former une couche protectrice.
E938 à E949	Gaz propulseurs : argon (E938), hélium (E939), azote (E941), protoxyde d'azote (E942), butane (E9436), propane (E944), oxygène (E948), hydrogène (E949).
E950 à E967	Édulcorants.

▪ *Principaux additifs autorisés pour la filière « biologique* »*

E153	Charbon végétal médicinal
E160a	Rocou, bixine, norbixine
E170	Carbonates de calcium
E172	Oxyde et hydroxyde de fer
E249	Nitrite de potassium
E250	Nitrite de sodium
E251	Nitrate de sodium
E252	Nitrate de potassium

E270	Acide lactique
E290	Dioxyde de carbone
E296	Acide malique
E297	Acide fumarique
E300	Acide ascorbique
E306	Extrait riche en tocophérols
E322	Lécithines
E330	Acide citrique
E333	Citrate de calcium
E334	Acide tartrique
E335	Tartrate de sodium
E336	Tartrate de potassium
E341i	Phosphate monocalcique
E400	Acide alginique
E401	Alginate de sodium
E402	Alginate de potassium
E406	Agar-agar
E407	Carraghénanes
E410	Farine de graine de caroube
E412	Farine de graine de guar
E413	Gomme adragante
E414	Gomme arabique
E415	Gomme xanthane

E416	Gomme karaya
E422	Glycérol
E440j	Pectine
E500	Carbonates de sodium
E501	Carbonates de potassium
E503	Carbonates d'ammonium
E504	Carbonates de magnésium
E516	Sulfate de calcium
E524	Hydroxyde de sodium
E551	Dioxyde de silicium
E938	Argon
E941	Azote
E948	Oxygène

* La liste évolue.

▪ *Liste des principaux additifs pouvant être considérés comme les moins nocifs dans l'état actuel de nos connaissances dans les produits alimentaires non-bio*

E100	Curcumine
E101	Riboflavine ou Phosphate-5 de Riboflavine
E140	Chlorophylle

E160c	Extrait de paprika
E160e	Bêta-apocaroténol-8
E160f	Ester éthylique
E161	Xanthophylle
E162	Rouge de betterave
E163	Anthocyanes
E170	Carbonate de calcium
E172	Oxydes de fer
E263	Acétate de calcium
E297	Acide fumarique
E301	(L-) Ascorbate de potassium
E302	(L-) Ascorbate de calcium
E303	Diacétate d'ascorbyle
E304	Esters d'acide gras de l'acide ascorbique Palmitate d'ascorbyle Stéarate d'ascorbyle
E306	Extraits tocophérols
E307	Alpha-tocophérol
E308	Gamma-tocophérol
E309	Delta-tocophérol
E322	Lécitihines
E330	Acide citrique
E331	Citrates de sodium

E334	Acide tartrique [L(+)]
E335	Tartrates de sodium [L(+)], mono, di et trisodique
E336	Tartrates de potassium
E337	Tartrates double de potassium et de sodium
E350	Malates de sodium
E351	Malates de potassium
E352	Malates de calcium
E353	Acide métatartarique
E354	Tartrate de calcium
E356	Adipate de sodium
E357	Adipate de potassium
E400	Acide alginique
E401	Alginate de sodium
E402	Alginate de potassium
E403	Alginate d'ammonium
E404	Alginate de calcium
E417	Gomme tara
E440a	Pectines
E440b	Pectines amidées
E445	Esters glycériques de résines de bois
E470a	Sels de sodium
E470b	Sel de magnésium d'acides gras

E481	Stéaroyl-2-lactylate de sodium
E482	Stéaroyl-2-lactylate de calcium
E483	Tartrate de stéaryle
E500	Carbonates de sodium Carbonate acide de sodium Sesquicarbonate de sodium
E501	Carbonate de potassium Carbonate acide de potassium
E503	Carbonates d'ammonium
E504	Carbonate de magnésium Carbonate acide de magnésium
E528	Hydroxyde de magnésium
E551	Dioxyde de silicium
E558	Bentonite
E570	Acides gras
E574	Acide gluconique
E575	Glucono-delta-lactone
E576	Gluconate de sodium
E577	Gluconate de potassium
E578	Gluconate de calcium
E579	Gluconate ferreux
E585	Lactate ferreux ou lactate de fer II
E901	Cire d'abeille blanche
E902	Cire de candelilla

E903	Cire de carnauba
E920	L-cystéine
E927b	Carbamide
E938	Argon
E939	Hélium
E941	Azote
E942	Protoxyde d'azote
E948	Oxygène
E949	Hydrogène
E959	Néohespéridine DC
E1103	Invertase

Besoins nutritionnels

Spécificités des besoins nutritionnels en fonction de l'âge (besoins énergétiques). Ceux-ci sont variables d'une personne à l'autre en fonction de son âge, de sa corpulence et de son niveau d'activité physique. Il s'agit uniquement de repères car l'effet calorique des aliments varie d'une personne à l'autre.

	Caractéristiques alimentaires spécifiques	Besoins caloriques (moyenne dépendant du niveau d'activité physique)
Nourrissons	Lait maternel de préférence. Diversification alimentaire à partir de 4 mois, 6 mois en cas de risque allergique (parent allergique).	0-2 ans : 100 à 120 Kcal/kg/j Plus de 2 ans : environ 80 Kcal/kg/j
Enfants : 3 à 7 ans	Néophobie alimentaire, refus d'un certain nombre d'aliments. Alimentation perçue comme un moyen de communication. Refus transitoire de produits alimentaires nouveaux. Équilibre nutritrionnel à trouver en respectant les goûts, sans conflit.	3 à 6 ans : 1 830 Kcal 6 à 9 ans : 2 190 Kcal

Adolescents Filles (F) Garçons (G)	Apport insuffisant en fer, calcium, vitamine E, vitamine B_6 pour les filles et vitamine E pour les garçons. Souvent apport excessif en produits gras, en produits avec sucre ajouté (notamment par les boissons), en sel (frites...).	F 10 à 12 ans : 2350 Kcal G 10 à 12 ans : 2600 Kcal F 13 à 19 ans : 2400 Kcal G 13 à 19 ans : 3000 Kcal
Adultes Femmes (F) Hommes (H)	L'équilibre n'est pas toujours respecté (diversification alimentaire insuffisante). Fruits et légumes : au moins 5 fois/j. Lait et produits laitiers : 3 fois/j. Viande, poisson, œuf : 1 à 2 fois/j. Féculents ou pain : à chaque repas en quantité modérée.	F : 1900 Kcal H : 2400 Kcal
Seniors Femmes (F) Hommes (H)	L'alimentation doit être facile à mâcher (souvent problèmes dentaires, difficultés digestives). Attention à l'apport parfois excessif en produits avec sucre ajouté. En situation de pathologies et d'hypercatabolisme les besoins sont majorés.	F : 1800 Kcal H : 2000 Kcal

Notes

Première partie

1. Résistance à la perte de poids

1. Lorsqu'on mange, il y a utilisation des différents nutriments, sucres (ou glucides) et gras (ou lipides), pour apporter de l'énergie (1 g de glucide fournit 4 Kcal, 9 pour les lipides) afin de pouvoir marcher, respirer, permettre les battements du cœur, mais aussi le fonctionnement du cerveau, etc., : le métabolisme de base. Les protéines, quant à elles, servent surtout comme éléments de construction et de renouvellement des cellules.

2. Le système endocannabinoïde est un système physiologique qui joue un rôle important dans la régulation de l'apport alimentaire, le stockage et le métabolisme des graisses et du glucose. Un système endocannabinoïde hyperactif est associé à l'obésité et à des troubles métaboliques.

Les récepteurs cannabinoïdes CB1 sont situés dans la membrane des cellules du cerveau, dans la moelle épinière et dans le système nerveux périphérique. Des récepteurs ont également été localisés dans le tissu adipeux et dans les cellules musculaires.

Les chercheurs ont observé que les taux d'endocannabinoïdes sont élevés lorsque nous avons faim ; après le repas, les taux diminuent. Ces changements se produisent dans le tractus gastro-intestinal et dans l'hypothalamus qui sert de régulateur de notre comportement alimentaire.

Les chercheurs se sont alors demandé si la régulation des taux d'endocannabinoïdes n'était pas perturbée chez les personnes obèses. Les rongeurs constituent un excellent modèle pour ces recherches, puisque leur comportement alimentaire est facile à surveiller. Les souris nourries avec des aliments riches en graisses pendant une période prolongée sont devenues obèses et ont affiché les symptômes typiquement observés chez les personnes obèses : une insensibilité aux effets de l'insuline et des taux sanguins élevés de lipides.

Ces animaux semblaient donc être atteints du syndrome métabolique (ensemble de caractéristiques incluant l'obésité abdominale, l'hypertension artérielle, l'insensibilité à l'insuline et une tolérance moindre au glucose) observé chez l'être humain.

Clairement, les endocannabinoïdes, au niveau du cerveau, régulent l'alimentation en provoquant le sentiment de faim et en intensifiant la motivation à manger (résumé à partir de *Diabetesvoice* [volume 50]). On comprend mieux qu'une alimentation inadaptée puisse provoquer un emballement du système induisant surpoids et tendance au maintien de celui-ci.

3. *Les 100 meilleurs aliments pour votre santé et la planète*, p. 33-34, Fayard, 2009.

4. Principales molécules impliquées dans la régulation de la prise de poids.

Principales molécules stimulant les prises alimentaires	Principales molécules réduisant les prises alimentaires
Ghréline sécrétée principalement par l'estomac Substances endocannabinoïdes du système nerveux (neurotransmetteurs) Nordadrénaline du système nerveux	Leptine sécrétée par le tissu adipeux Insuline provenant du pancréas Cholécystokinine sécrétée essentiellement par l'intestin PYY sécrétée par l'intestin Sérotonine du système nerveux

5. Batterham RL et coll., « Inhibition of Food Intake in Obese Subjects by Peptide YY 3-36 », *N Engl J Med*, 2003 ; 349 : 941-8.

6. Réalisateur : Philippe Borel ; Dissident production.

7. Réalisateur Nicolas Daniel du documentaire « Les Lourds Dossiers du light » Diffusion sur la 5 le 25 octobre 2009 ; production Upside Télévision (2 allée de Longchamp, Suresnes 92150) avec possibilité de commander le DVD à cette adresse.

8. Interview au *Figaro* du 30 octobre 2009.

9. Oppert JM, Cachera MFR, Cah Nutr Diet. 1998 ; 33 : 141-143.

10. *Impostures et vérités sur les aliments*, Fayard, 2007 ; actuellement en Livre de Poche sous le titre *Tout savoir sur les aliments*, Dr Laurent Chevallier.

2. Cancer : Les quatres groupes de recommandations

1. Selon Chris Viehbacher, directeur général du laboratoire Sanofi, *Le Figaro* du 21 septembre 2009. Proportions que l'on trouve aussi dans des rapports américains.

2. Xeno estrogenes Ibarluzea Jm, J., Fernandez M.F., Santa-Marina L., Olea-Serrano M.F., Rivas A.M., Aurrekoetxea J.J. *et al.*, *Breast cancer risk and the combined effect of environmental estrogens. Cancer causes control*, 2004. 15(6) : p. 591-600.

3. Définition précisée lors du Workshop européen de Weybridge.

4. Soubra et coll., in *Regul Toxicol Pharmacol*, février 2007.

5. Voici en résumé les principales relations concluantes entre des facteurs alimentaires ou nutritionnels et le risque de cancers. [Inca à partir d'éléments mentionnés dans le rapport WCRF/AICR (2007)].

Facteur alimentaire ou nutritionnel	Localisation de cancers (augmentation du risque)
Surpoids et obésité	Œsophage Pancréas[1] Côlon-rectum[1] Sein (post-ménopause)[1] Endomètre[1] Rein[1] Vésicule biliaire[2]
Boissons alcoolisées	Bouche[1] Pharynx Larynx Œsophage Côlon-Rectum (H) Sein Foie Côlon-Rectum (F)
Viandes rouges	Côlon-rectum
Charcuteries	Côlon-rectum
Sel	Estomac
Aliments salés	Estomac
Compléments alimentaires à base de bêtacarotène	Poumon

1. Niveau de preuve convaincant.
2. Niveau de preuve probable.
H : Homme ; F : Femmes.

Diminution du risque de cancers

Facteur alimentaire ou nutritionnel	Localisation de cancers (diminution du risque)
Activité physique	Côlon-rectum Sein (post-ménopause) Endomètre
Fruits	Bouche Pharynx Larynx Œsophage Poumon Estomac
Légumes (non-féculents)	Bouche Pharynx Larynx Œsophage Estomac
Aliments contenant des fibres	Côlon-rectum
Allaitement	Sein

6. Le dosage s'est fait à partir des urines du principal métabolite de la mélatonine 6 (sulfatoxymélatonine).

3. Alimentation et nouvelles maladies liées à l'environnement chimique

1. Parmi les causes identifiables des MCS, expositions :
- à certains solvants organiques ;
- aux pesticides organophosphorés/carbonate ;
- aux organochlorés ;

- au mercure ;
- à l'hydrogène sulfuré.

2. Un point commun des MCS semble être la modification de la concentration cérébrale en un composé, le NO, l'activité de récepteurs cérébraux appelés les NMDA. Ce sont des récepteurs spécifiques, présents au niveau de neurones disséminés dans le cerveau, et qui sont activés par le N-méthyl-D-aspartate et sensibles à diverses molécules (molécules à groupe SH, AMPA ou acide amino-hydroxy-métyl isoxazole proprionique...).

Dans le cas des MCS, ces récepteurs sont hyperactivés. Différentes substances peuvent agir sur ces récepteurs dont l'importance apparaît de plus en plus comme essentielle. On vient, par exemple, de mettre en évidence, [à l'inverse d'une hyperactivité] qu'un hypofonctionnement de ces récepteurs pourrait expliquer les symptômes de la schizophrénie, avec notamment anhédonie, retrait social... (expérience faite sur l'animal).

3. D'autres éléments peuvent être recherchés au plan technique :

Facteur alimentaire ou nutritionnel	Localisation de cancers (diminution du risque)
Antioxydants	Glutathion total (GluT) Glutathion réduit (GluR)
Vitamines	Vitamine A Vitamine C Tocophérol (vitamine E)

Caroténoïdes	Bêtacarotène
Oligoéléments	Zinc plasmatique Cuivre plasmatique Sélénium plasmatique
Marqueurs du stress	Malondialdéhyde plasma (HPLC) Thiols proteiques totaux plasmatiques Glutathion oxydé (GluOx) TBARs plasmatique

Cette liste n'est pas exhaustive. Il est également souvent utile d'analyser la réponse inflammatoire avec le dosage, entre autres, du taux d'interleukine 6.

4. *Le Parisien*, 23 avril 2009, *France Soir*, 20 avril 2009, *Le Monde*, 28 novembre 2008.

5. Importance du rôle des récepteurs NMDA, du stress oxydatif, de l'inflammation, de la quantité élevée de substances comme le peroxynitrite.

6. Cycle NO/ONOO cérébral.

Table

ANNEXES

Du même auteur :

JE MAIGRIS SAIN, JE MANGE BIEN, Paris, Fayard, 2011.

LES 100 MEILLEURS ALIMENTS POUR VOTRE SANTÉ ET LA PLANÈTE, Paris, Fayard, 2009.

NUTRITION : PRINCIPES ET CONSEILS, Paris, Masson/Elsevier (3e édition, 2009).

TOUT SAVOIR SUR LES ALIMENTS, Paris, Le Livre de Poche, 2009.

IMPOSTURES ET VÉRITÉS SUR LES ALIMENTS, Paris, Fayard, 2007.

VIVE LES PLANTES, Paris, Fayard, 2006.

L'ALIMENTATION DES P'TITS LOUPS, Paris, J'ai lu, 2006.

Composition réalisée par NORD COMPO

Achevé d'imprimer en août 2011, en France sur Presse Offset par
Maury-Imprimeur - 45330 Malesherbes
N° d'imprimeur : 166740
Dépôt légal 1re publication : septembre 2011
Librairie Générale Française - 31, rue de Fleurus - 75278 Paris Cedex 06

PREMIÈRE PARTIE

Dans cette première partie, nous insisterons sur les grands enjeux de l'alimentation contemporaine :

• Réussir à contrôler son poids à une époque où l'environnement est obésogène relève presque de la gageure. Par-delà des raisons esthétiques, ce sont avant tout des nécessités de santé qui prédominent : éviter le diabète et toutes ses conséquences, limiter le risque de maladies cardiaques et cérébrales, s'assurer une longévité de bien-être.
La résistance à la perte de poids en cas de surpoids est fréquente ; nous proposons une méthode pour parvenir à maigrir : l'alimentation fractionnée et individualisée. Celle-ci est équilibrée, mieux répartie, sans exclusion de groupes d'aliments, mais limite nettement la consommation de produits industriels inadaptés.

• Existe-t-il des moyens d'éviter le risque d'apparition de cancer ou de récidive ? Il est impossible de parler de nutrition sans évoquer toute la problématique des contaminants chimiques (par exemple, les perturbateurs endocriniens présents dans certains types de pesticides, plastiques alimentaires...). Voici des clés pour s'en dispenser en anticipant une réglementation encore inadaptée malgré de multiples études scientifiques de plus en plus convaincantes.

- Pourquoi les maladies émergentes sont-elles si peu connues et traitées sur la place publique : syndrome d'hypersensibilité chimique, fatigue chronique, fibromyalgie ? Nous donnons quelques éléments nutritionnels pour les combattre.

- Par l'analyse concrète d'un repas, bien banal en apparence, vous allez découvrir tout ce que vous risquez d'absorber comme additifs alimentaires... Bon appétit !

30/1868/6